毒藥的滋味

A Taste for Poison

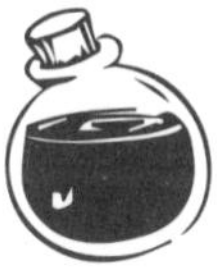

11種致命分子
與使用它們的凶手

Neil Bradbury, Ph.D.
尼爾・布萊伯瑞 博士 著
鍾沛君 譯

Eleven Deadly Molecules and the Killers Who Used Them

方舟文化

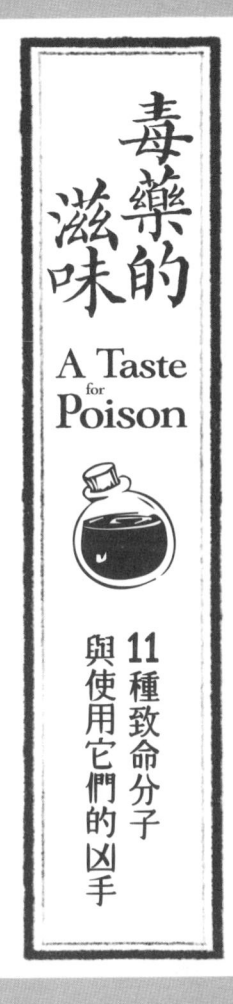

國際讚譽

布萊伯瑞以生動的筆法帶領讀者認識十一種最常用於犯罪的毒物和毒素的歷史；他運用知名或不為人知的真實案件，解釋每種毒物和毒素在體內發揮的作用。擔任生理學和生物物理學教授的布萊伯瑞是一位專業而又風趣的引路人。

——**《紐約時報書評》**（*New York Times Book Review*）

這是一本關於毒物和惡毒行為的精彩故事集，兼具教育意義與娛樂性。

——**凱絲・萊克斯**（Kathy Reichs），《人骨密碼》（*Bones*）系列暢銷書作者

駭人聽聞？絕對是。讓人深陷其中？根本無法自拔……真實犯罪迷都會愛上這本內容豐富又有趣的書。

——**《弗吉尼亞自由蘭斯星報》**（*Fredericksburg Free Lance-Star*）

平易近人又引人入勝的毒物研究，使用真實的謀殺案件來解釋化學物質如何影響人體。《A代表砒霜》的讀者閱讀本書必定會樂在其中。

——**《出版人週刊（星級評論）》**（*Publishers Weekly* (starred)）

只要是真實犯罪迷都會被《毒藥的滋味》吸引，這是一本跨領域的書，讓讀者一章接著一章讀下去而不忍釋卷。

——**《書單》雜誌**（*Booklist*）

布萊伯瑞幽默風趣地向讀者述說一個又一個的驚悚故事……內容引人入勝、發人深省，還讓人不寒而慄。這本關於毒殺的精彩作品將吸引真實犯罪迷和瑪莉．羅曲（Mary Roach）的科普粉絲。

——**《圖書館雜誌》**（*Library Journal*）

將世界上最惡名昭彰的毒藥背後令人瞠目結舌的真實故事和精彩歷史巧妙交織在一起……讀者時而覺得有趣，時而感到恐懼，時而獲得教育意義。

——**姜允實**（Lydia Kang），暢銷書《荒誕醫學史》（*Quackery*）作者

這是一部舉重若輕的恐怖作品，裡面的故事可能會讓你緊盯著你的室友，死命地聞你的咖啡有無異狀。

——**法醫茱蒂．梅琳涅克**（Judy Melinek, M.D.）與**提傑．米契爾**（T.J. Mitchell），
《告訴我，你是怎麼死的》（*Working Stiff*）作者

鉅細靡遺又引人入勝，讀起來很愉快……布萊伯瑞對這個主題抱持的熱情溢於言表。從頭到尾沒有冷場。

——**凱瑟琳．哈卡普**（Kathryn Harkup），暢銷書《A代表砒霜》（*A is for Arsenic*）作者

幾個世紀以來，隨著下毒者越來越精通此道，科學家也越來越能夠解釋毒藥如何以及為什麼能發揮作用……我一口氣讀完了《毒藥的滋味》，因為我迫不及待想知道法醫如何抽絲剝繭，破解過去被視為完美犯罪的案件。

——**潘妮・拉古德**（Penelope Le Couteur），
暢銷書《拿破崙的鈕釦》（*Napoleon's Buttons*）作者

布萊伯瑞以機智的筆觸發揮他的天賦與專業權威完成這本出道作，讀者必定會感到驚豔。完美結合科普、真實犯罪和醫學史。我喜歡這本書，你也會喜歡。

——**琳賽・菲茨哈里斯**（Lindsey Fitzharris），
暢銷書《李斯特醫生的生死舞台》（*The Butchering Art*）作者

這本書描述歷史上一些最邪惡的凶手——下毒者，讓人讀起來既緊張又刺激。布萊伯瑞以彷彿驚悚片的研究為基礎，在本書中完美結合科學與謀殺。

——**凱特・溫克勒・道森**（Kate Winkler Dawson），
《美國福爾摩斯》（*American Sherlock*）作者

獻給我的妻子和女兒，
感謝我的父母教導我辨別是非

目錄

PART I 致死的生物分子

PART II 來自地球的死亡分子

一般來說，女性是下毒高手，不過我很高興能想起來一個案例，有位威爾斯男律師毒殺了在場所有人。他無法克制自己。他非常溫和有禮。他說出真實謀殺史上最令人難忘的一句話，在將有毒的司康遞給其中一位賓客時，他說：「不好意思，我用手拿了。」[1]

——約翰．莫蒂默（John Mortimer）爵士，大律師、作家暨《法庭上的魯波爾》（*Rumpole of the Bailey*）的創作者

PART I

致死的生物分子

Biomolecules of Death

序

Introduction

我最喜歡老方法，簡單的下毒，我們在這方面和男性不相上下。

——歐里庇得斯（Euripides），《米蒂亞》（*Medea*），西元前四三一年在犯罪史上，謀殺是特別令人髮指的罪行，而在各種殺人手法之中，只有寥寥幾種會像毒藥那樣，令人有如此奇特的病態迷戀。與一時激動的衝動謀殺相比，毒殺所涉及的事前規畫與冷酷的算計，完全符合法律用語中的**惡意預謀**（malice aforethought）定義。毒殺需要預先籌劃並了解受害者的習慣，也必須考慮如何下毒，有些毒藥只要幾分鐘就能奪人性命，其他則可以長期慢性下毒，逐漸在體內累積，最終導致受害者必然的死亡。

本書沒有要列出下毒者及受害者的清單，而是要探討毒物的性質，以及它們如何在分子、細胞和生理層面影響人體。每種毒藥都有獨特的致死機制，受害者經歷的各種症狀往往都是線索，有助於抽絲剝繭找出他們被下了什麼毒。在少數情況下，這些知識有助於給予適當的治療，讓受害者能完全康復。但在大多數情況下，就算知道是什麼毒物對治療也毫無幫助，因為根本沒有解藥。

雖然**毒物**（poison）和**毒素**（toxin）這兩個詞彙經常互換使用，但嚴格來說它們並不相同。毒物是任何會對身體造成傷害的化學物質，可以是天然的，也可以是人造的；而毒素通常是指生物所製造的致命化學物質。不過，如果你是被下毒的一方，兩者的差異就只是學術討論了。toxikon 這個字源自古希臘文，意思是「箭頭浸泡的毒物」，指的是塗抹在箭頭上以導致敵人死亡的植物萃取物。當 toxikon 這個字與希臘文的 logia（意思是「研究」）結合時，就成為現在的「毒理學」或「毒素研究」（toxicology）這個詞彙。**毒物**一詞源自拉丁語的potio，意思是「喝」，之後慢慢演變成古法語中的puison或poison。**毒物**這個字在一二〇〇年首度出現在英語中，意思是「致命的藥水或物質」。

從生物體中獲得的毒物，通常是許多化學物質的混合物。例如，致命的茄科植物（也稱為顛茄）的粗萃物相當危險，從這些萃取物中也可以純化出化學物質阿托品（atropine）。同樣地，毛地黃（foxglove）植物本身也有毒，還能從中萃取出單一的化學物質長葉毛地黃苷（digoxin）。

有一些歷史悠久的毒藥是混合幾種不同的毒物製作而成，例如**托法娜仙液**（aqua tofana）就是混合了鉛、砷和顛茄的毒藥。[1]

在瓶子裡人畜無害的化學物質，最後怎麼會變成屍體裡發現的毒？無論是哪一種毒藥，在死亡發生之前都會有三個不同階段：下毒、行動和效果。

下毒有四種途徑：消化、呼吸、吸收或注射。也就是說，它們可能是被吃掉或喝掉，透過腸道進入體內；吸入肺部；直接透過皮膚吸收；或是透過注射到肌肉或血液中進入體內。凶手選擇何種方式讓毒物進入受害者體內，取決於毒物的性質。儘管有毒氣體已被用於殺戮，但這涉及一定程度的技術難度，因此並不實用，而且這種手法通常難以針對特定個人。透過眼睛和嘴巴的皮膚或黏膜吸收可能非常有效：凶手不必與受害者有任何接觸，甚至在中毒當下還能留在附近。光是將毒藥塗抹在受害者即將接觸的物品上，就足以導致死亡。混合在食物或飲料中，為大多數毒物提供一個簡單的途徑，特別適用於固體結晶毒物，因為可以簡單撒在飯菜上或溶解在飲料中就好。不過，有一些毒物必須注射到體內才能發揮作用，有時候這是因為毒藥是一種蛋白質，如果加入食物攝取，就很容易被腸胃分解。此外，凶手一定要距離受害者夠近才能注射毒物。

現在我們來看毒物的核心：它們如何破壞身體的內部運作？毒物確切的作用方式五花八門，而它們的效果則揭曉了許多人類生理學的奧祕。許多毒物會攻擊神經系統，破壞控制身體正常功能且高度複雜的電子訊號：如果阻斷的是心臟各部分之間的交流，可以視為毒物使心臟停止跳動並導致死亡；如果破壞控制呼吸的橫膈膜肌肉調節，同樣也會讓呼吸停止，導致窒息而亡。也有些毒物會偽裝，隱藏真實身分後進入身體細胞，這些毒物的外型與細胞的重要成分極為相似，但不完全相同，因此可以進入細胞的新陳代謝過程，但是無法執行正確的生化功能。毒物會假冒體內的細胞分子，使得細胞的化學作用緩慢停止，最終死亡。當死亡的細胞夠多，整個身體就會跟著死去。

如果不同的毒物以不同的方式發揮作用，不難想像受害者所經歷的症狀也會不同。以大多數消化型的毒物而言，無論作用方式為何，人體的第一反應通常是嘔吐和腹瀉，試圖藉此從體內清除毒物；影響心臟神經和電流訊號的毒物則會導致心悸，最終造成心跳停止；影響細胞化學性質的毒物，通常會引起噁心、頭痛和嗜睡的症狀。毒物的作用與可怕後果的故事，在本書中比比皆是。

雖然大多數人認為毒物是致命的藥物，但科學家也已經使用與毒物完全相同的化學物質，來梳理細胞與器官內部的分子和細胞機制，利用這些資訊開發能夠治療和治癒多種疾病的新藥。舉例來說，科學家透過研究毛地黃植物中的毒物如何影響身體，成功研發出治療充血性心臟衰竭的藥物。現代外科手術時使用的常規藥物，同樣也是透過了解顛茄如何影響人體運作後問世，這種藥物除了能預防術後併發症外，甚至還能治療在化學戰中受害的士兵。由此可知，化學物質的本質沒有好壞之分，它只是一種化學物質，造成差異的是使用這種化學物質的意圖：是要保護生命，或是奪走生命。

Chapter 1

胰島素和泡澡的巴洛太太

羅徹斯特的威廉斯（Williams of Rochester）和芝加哥的伍迪亞特（Woodyatt of Chicago），都有接受過量胰島素後死於低血糖休克的患者。

——蒂亞．庫伯（Thea Cooper）和亞瑟．安斯伯格亞（Arthur Ainsburg），《奇蹟的救命靈藥》（*Breakthrough*），二〇一〇年

從靈藥到殺人武器的三十年

聽見**毒物**這個詞彙，你的腦海裡會浮現什麼？是從有毒植物中萃取的毒物、從毒蛇體內萃取的毒素，還是瘋狂科學家在地底深處的碉堡製造的致命化學物質？其實並非所有毒物都有如此奇特的出身，有時候事物有毒的原因，正好是因為有用。

化學物質既有毒又有益，這種明顯的矛盾性在文藝復興時期的醫學革命中首度得到重視。十六世紀偉大的煉金術士和醫師，菲力浦斯．奧瑞蒂亞斯．西奧弗拉斯托斯．邦巴斯圖斯．馮．霍恩海姆〔Philippus Aureolus Theophrastus Bombastus von Hohenheim，還好他的綽號帕拉塞爾蘇斯（Paracelsus）比全名更為人所知〕曾提出警告：「**過量則毒**。」最好的例子就是本書的第一種毒物：這種化學物質的小劑量使用可以救命，大量使用則會致命。

這裡說的化學物質就是胰島素，缺乏胰島素，或者身體無法對胰島素做出適當反應，會導致糖尿病發生。[1]在胰島素廣泛使用前，被診斷出糖尿病相當於被宣判死刑，最樂觀的預後是承受幾年的痛苦後死亡。糖尿病會把一個快樂活潑的童年，變成貪婪的飢餓和永遠無法滿足的乾渴。在胰島素被發現之前十年，美國醫師佛德列．艾倫（Frederick Allen）和艾略特．喬斯林（Elliott Joslin）主張，以嚴格禁食的方式延長糖尿病患者的生命。這是一個令人痛苦的過程，患者必須忍受長期的飢餓，最後瘦成皮包骨。[2]眾所周知，糖尿病患者的尿液中含有糖分，而飢餓當然能阻止這種情況發生。然而這種療法實際上只是治療症狀，幾乎沒有科學證據支持飲食控制是可行的治療方法，卻也沒有合理的替代方案。

情況到了一九二二年有所轉變，加拿大研究人員終於成功從動物胰腺中辨識並純化胰島素。第一位接受胰島素治療的患者是十四歲的藍納・湯普森（Leonard Thompson），一位體重只有六十五磅（約二十九・五公斤），反覆陷入糖尿病昏迷的男孩。透過胰島素治療，湯普森的血糖值急劇下降到正常水準，體重開始恢復，症狀也逐漸消失。雖然注射胰島素不能治癒糖尿病，但可以讓數百萬糖尿病患者過著充實、正常、健康的生活。所有糖尿病患者衛教的重點之一，就是辨識胰島素過少和過多的症狀。

從最初發現並純化胰島素，到它廣泛被用於治療糖尿病患者，經過的時間非常短。一九二三年，距離胰島素被發現只過了兩年，胰島素商品就開始進入市場；[3]然而更險惡和悲慘的是，短短三十年不到，這種救命的化學物質就變成致命的凶器。

泡澡的巴洛太太

一九五七年五月四日週六凌晨，約翰・奈勒（John Naylor）警長接獲報案，前往英國布拉德福（Bradford）索恩伯里（Thornbury）的半獨立式住宅新月樓（Crescent）。奈勒進屋時，聽到一陣微弱的抽泣聲，看見一位焦躁的丈夫悲慟地緊緊抓著一張女性的照片。一位警員帶領奈勒前往樓上的浴室，照片中的那位女性此時赤裸地癱倒在浴缸裡。鄰居緊張卻沉默地站在哭泣的丈夫身旁，空氣中瀰漫著不安，大家都相信他是真的悲痛欲絕——但奈勒倒是不那麼肯定。

所有認識伊莉莎白・「貝蒂」・巴洛（Elizabeth "Betty" Barlow）的人都認為，她和丈夫肯尼斯・巴洛（Kenneth Barlow）的婚姻似乎非常美滿。據鄰居表示，兩人相當幸福，從未吵架。比肯尼斯小九歲的伊莉莎白其實是他的第二任妻子，在第一任妻子去世後，兩人於一九五六年結婚。伊莉莎白嫁給肯尼斯後，也成為巴洛家的小兒子伊恩（Ian）的繼母。肯尼斯和伊莉莎白都曾在約克郡（Yorkshire）布拉德福鎮周邊的多家醫院工作，伊莉莎白擔任助理護理師，肯尼斯則是護理師，這對夫婦可能也是因為這樣而相識。

婚禮結束後，肯尼斯繼續在布拉德福皇家醫院（Bradford Royal Infirmary）擔任護理師，但伊莉莎白則離開了護理業，在當地一家洗衣店找到一份熨燙的工作。這項工作相當單調，周圍總是環繞著蒸氣雲霧，讓她的衣服潮濕又不舒服，但薪水倒是挺合理的，對家庭財務狀況頗有幫助。伊莉莎白每週五只上半天班，在一九五七年五月三日的這個週五也不例外。中午快到了，伊莉莎白一邊急忙收拾東西準備下班，一邊對朋友說，她很期待有一點自己的時間，可以好好洗頭。從洗衣店走回新月樓家中的這段短短路程裡，伊莉莎白先在當地的炸魚薯條店為家人買了午餐。十二點三十分，她從被醋浸透的報紙中拿出熱騰騰的炸魚薯條裝盤，搭配麵包、奶油和一杯茶，一起吃下肚。

午飯後，伊莉莎白忙著做家事，清洗家人的衣服，而肯尼斯則在週五下午從附屬車庫裡開車出來，打算徹底洗刷一番，好好打理愛車。伊莉莎白在下午四點左右拜訪住在隔壁的史金納（Skinner）太太，她後來作證表示伊莉莎白看起來很開朗，「充滿活力」。史金納太太回想：「事實上，她給我看了一套她（買的）黑色內衣，還拿它來開玩笑。」

那天晚上，一家人轉移陣地到客廳放鬆。伊莉莎白在沙發上躺了一下，但是漸漸變得坐立不安，最後跟家人說她要躺一會兒。晚上六點三十分，她一邊上樓，一邊要肯尼斯在一小時後叫她，因為想和他一起看一個電視節目。然而，伊莉莎白再也不會看電視了。五十分鐘後，肯尼斯上樓，打算告訴妻子節目即將開始，但是伊莉莎白已經換好睡衣躺在床上，告訴丈夫，她覺得「太舒服了，完全不想動」。肯尼斯獨自一人回到客廳看了半小時的電視，然後倒了一杯水，拿上樓給妻子，看看她的情況。

肯尼斯發現伊莉莎白還躺在臥室的床上，並且感到非常疲憊。他後來作證表示，妻子告訴他，她「太累了，沒辦法和繼子說晚安」。距離肯尼斯晚上休息的時間還有點早，他也想給妻子一些獨自休息的時間，所以回到樓下看完電視。接近九點三十分時，肯尼斯聽到伊莉莎白叫他。他上樓走進臥室，發現妻子在床上嘔吐了，覺得有點不太妙。夫妻一起更換床單，肯尼斯把弄髒的床單拿到樓下廚房的水槽裡。此時伊莉莎白不只抱怨自己很累，現在還「覺得太熱」，於是決定躺在換好的床單上。

肯尼斯換好睡衣後上床，開始看書。到了十點，伊莉莎白仍然覺得不舒服，而且全身大汗淋漓。她脫下衣服，告訴丈夫要去泡澡讓自己冷卻一下。在睡著之前，肯尼斯聽到洗澡水流淌的聲音。

突然間，肯尼斯沒來由地驚醒。他瞥了床頭櫃上的鬧鐘一眼，發現已經是晚上十一點二十分了，而且驚訝地發現妻子還在泡澡，沒有回到床上。他焦急地呼喚伊莉莎白，問道：「妳還好嗎？還要泡多久？」卻沒有聽見任何回答。肯尼斯擔心妻子在變涼的洗澡水中睡著了，於是下床走進浴室，結果驚恐地發現，伊莉莎白已經沉入水中，一動也不動。

恐慌之中，肯尼斯確定妻子溺水了，迅速拔掉浴缸裡的水塞，放掉洗澡水。等到水都流光，肯尼斯便拚命想把妻子從浴缸裡拉出來，讓她躺在堅硬的浴室地板上，但不管怎麼做，就是無法把她抬出來。所幸身為訓練有素的護理師，肯尼斯知道必須為還在浴缸裡的妻子進行人工呼吸，他試圖將空氣吹入伊莉莎白死氣沉沉的肺部，但是一切徒勞無功，他需要幫忙。

肯尼斯家中沒有電話，於是穿著睡衣衝到隔壁，吵醒鄰居斯史金納一家。肯尼斯焦急地懇求他們打電話叫醫師，然後回去再次試著讓妻子甦醒。但奇怪的是，鄰居沒有立刻叫救護車，而是決定親眼看看發生什麼事。他們走到隔壁，沿著小樓梯走到浴室，震驚地發現伊莉莎白全身赤裸，仍然躺在空蕩蕩的浴缸裡，而肯尼斯正揉著她的肩膀。史金納夫婦現在確信情況的嚴重性，於是打電話給家庭醫師，拜託對方盡快趕來。在等待醫師時，史金納太太瞥了肯尼斯一眼，他坐在扶手椅上，把臉埋在雙手裡，輕聲抽泣著。儘管醫師已經盡快趕到，卻為時已晚，伊莉莎白被宣告死亡。

死亡總是令人不安，當死者生前是一位健康的年輕妻子和母親時，又更令人不安了。說不出原因，醫師總覺得事情似乎不太對勁，伊莉莎白當然已經死了，屍體也開始出現僵硬的跡象，但是直覺讓他確定自己應該聯絡警方。沒多久，奈勒警長便趕到現場調查。

伊莉莎白在那天晚上決定泡澡的舉行確實相當關鍵，如果繼續躺在床上，她令人遺憾的英年早逝，極有可能會被判定為自然死亡。乍看之下，伊莉莎白似乎是溺水身亡，但是她的瞳孔放大程度相當誇張，遠遠超過醫師在溺水者身上會看到的程度。

但究竟是什麼造成伊莉莎白的瞳孔放大？是什麼讓她熱到需要洗冷水澡來降溫？又是什麼讓一個充滿活力的年輕女性如此疲憊？值得注意的是，伊莉莎白之死的答案，圍繞著一種非常簡單的東西，也是數百萬人每天會在咖啡和茶裡加入的東西：糖。

「只是一湯匙的糖……」

我們在商店買到的糖只是糖的一種，各式各樣的糖在化學上都被稱為碳水化合物，因為都是由碳、氫和氧原子組成，只是以不同的方式連接，最小的糖僅僅由六個碳原子、六個氧原子及十二個氫原子組成。這些原子的排列會產生果糖（或水果糖）、半乳糖（存在於牛奶和酪梨等食物中），或是葡萄糖。我們在說的「血糖」，實際上指的是葡萄糖，這是身體的能量來源，由血液在體內運輸。我們用湯匙舀到咖啡和茶裡的那種白色結晶體的「糖」，其實是食糖，或者更準確地說是蔗糖，是將果糖和葡萄糖的分子結合在一起所製成。同樣地，乳糖是葡萄糖和半乳糖分子結合在一起的產物。

長糖鏈可以連結成百上千個碳、氧和氫分子，形成動物體內的肝醣（glycogen），或植物裡的澱粉和纖維。[4]

身體有一種很了不起的能力，就是無論我們吃了什麼碳水化合物，不管是炸薯條、薯塊、麵包、義大利麵，或汽水和果汁裡的糖，全都會在腸道裡被分解成葡萄糖、果糖及半乳糖這三種糖分，接著被吸收並運送到肝臟。各種類型的糖在肝臟都會被轉化為葡萄糖，因此葡萄糖是唯一會在血液裡運輸的糖。

就像體內的許多物質一樣，血液中的葡萄糖濃度會保持在相對狹窄的範圍內，如果偏離這些預設邊界太遠，就可能導致嚴重的併發症，甚至死亡。血液中的葡萄糖過少（低血糖），會無法滿足身體（尤其是大腦）的能量需求；但如果葡萄糖過多（高血糖），就會對脆弱的細胞膜，特別是神經與視網膜的細胞膜造成損害，導致神經損傷和疼痛，甚至視力喪失。與身體的其他器官不同，人腦使用葡萄糖作為主要燃料。但是由於大腦無法儲存葡萄糖，所以大腦神經嚴重依賴血液持續穩定供應葡萄糖才能正常運作。如果血糖低於正常濃度的五〇%，手指和嘴唇就會開始發麻，變得麻木，大腦變得遲鈍，思緒可能會混亂與注意力不集中，全身開始冒汗，心跳加快，試圖加速循環血液中已經不存在的葡萄糖，說話的聲音也會變得含糊不清，視線模糊。當血糖降到正常濃度的二五%時，可能就會昏迷，甚至死亡。

既然血糖濃度下降過多或過快，都會造成嚴重的後果，身體有辦法精準控制並調節血液中的含糖量也就不足為奇了，就是藉由一種叫做胰島素的激素。

胰島素和血糖濃度

巴洛太太的死有什麼疑點？要了解她的症狀，我們必須先了解胰島素在調節血液中葡萄糖濃度時扮演的角色。胰腺位於肝臟附近，胃的正下方，胰腺的形狀和大小與香蕉類似。胰腺在體內執行許多基本功能，包括將酶釋放到腸道協助消化，但是也會產生幫助身體儲存和使用葡萄糖的胰島素，當人體消化含有碳水化合物的食物時，血液中的葡萄糖會上升，觸發胰腺釋放胰島素到血液裡。胰腺釋放出的胰島素會立刻被輸送到肝臟、脂肪或脂肪組織及肌肉等主要器官。

當這些器官接觸胰島素時，它們從血液中吸收葡萄糖的能力便會增強，這種快速吸收的能力，使得人類即使吃了一頓含糖量極高的飯菜，血液中的葡萄糖濃度也只會在短時間上升，之後就會恢復到正常的水準。透過這種方式，胰島素在體內能發揮兩個關鍵功能：第一，防止血糖過高；第二，讓肝臟、肌肉和脂肪組織能從血液中攝取多餘的葡萄糖。肝臟與肌肉會將葡萄糖儲存為肝醣；脂肪組織則會將葡萄糖轉換為油脂。隨著血糖值下降，胰腺釋放的胰島素也會減少。但是如果胰島素的量沒有降回平常的水準，而胰腺又不斷釋放胰島素到血液中，會發生什麼事？如果肝臟、肌肉和脂肪組織一直沒有接收到停止從血液中移除葡萄糖的訊號，又會發生什麼事？還好除了一些非常罕見的癌症外，這種事永遠不會自然發生。但是，如果體內的胰島素濃度以人為方式被提高——比如說，某人將高劑量的胰島素注射到他人的血液呢？這是二十世紀初在柏林工作的一位年輕醫師提出的疑問，希望能夠藉此幫助一些病人。

胰島素休克和伊莉莎白症狀的線索

從胰島素首度商業化生產以來，不到十年的時間就對治療糖尿病患者帶來無價的益處。一九二八年，奧匈帝國醫師曼弗雷德．約書亞．薩克爾（Manfred Joshua Sakel）治療一位罹患思覺失調症的糖尿病患者，在控制病人的糖尿病時，他不小心讓患者服用過量這種新發現的胰島素，並驚訝地發現病人的思覺失調症似乎進入緩解期，於是想要知道其他沒有罹患糖尿病的思覺失調症患者，會不會也有相同的反應。

注射胰島素會導致患者的血糖值急劇下降，剝奪大腦執行正常生理功能的重要成分。患者會開始大汗淋漓，需要反覆洗澡才能洗去汗水。隨著血糖值進一步下降，患者變得越來越焦躁不安，隨後出現劇烈的抽搐，直到陷入昏迷狀態才結束，此時患者都會兩眼發直、瞳孔明顯擴大。伊莉莎白在生前最後幾個小時表現出上述症狀，而洩漏玄機的就是陷入深度胰島素昏迷狀態最明顯的跡象之一：渙散擴大的瞳孔。儘管妄想、幻覺、激動和不適當的反應等，屬於思覺失調症的症狀，在胰島素休克後似乎有所減輕，[5]卻沒有人知道這是胰島素本身的效果，還是胰島素引起的昏迷所造成的。[6]雖然胰島素休克似乎有效，但是問題依然存在：這種治療要有益，前提是患者必須能從胰島素導致的昏迷狀態中甦醒。

由於工作的醫院對薩克爾的研究並未提供任何支援，他便在自家廚房裡開始進行一連串的動物實驗，並在此確信低血糖引起的昏迷（hypoglycemic coma），可以透過在靜脈注射葡萄糖輕鬆逆轉。這項研究使他深信，自己「正走在通往偉大發現的道路上」。

薩克爾離開柏林，回到奧地利，在維也納大學診所（Vienna's University Clinic）擔任志工，在診所的精神病患者身上練習他的胰島素深度昏迷療法（也稱為胰島素休克療法）技術。將患者置於胰島素昏迷狀態是一種危及生命的過程，因此必須透過一根橡膠管餵食患者葡萄糖，從口腔向下進入胃裡，藉此抵銷胰島素的作用。如果不及時給予葡萄糖，胰島素休克療法就不是萬無一失的。長時間剝奪大腦的營養，會對大腦皮質造成損傷，導致凹凸溝槽結構變得平坦光滑，類似神經退化性疾病患者的大腦。幸好薩克爾的病人在大多數情況下都能迅速甦醒，精神狀態通常也獲得顯著的改善。

到了一九三五年，薩克爾已經發表超過十三篇關於這項技術的論文，並在治療精神疾病方面提出驚人的八八%成功率。隨著他成功的消息迅速蔓延，薩克爾也成為精神病學界的寵兒，深信自己獲頒諾貝爾獎的時間指日可待。越來越多醫師開始採用薩克爾的治療方法，這項技術也逐漸在歐美地區全面實施。許多醫師汲汲營營地爭相競賽，每週能讓病人進入多少次胰島素誘導的昏迷狀態；也有一些醫師致力於追求極限，看病人能維持昏迷狀態多久才必須甦醒。經驗豐富的醫師會吹噓他們有能力讓患者維持胰島素昏迷長達十五分鐘，接著才在靜脈注射葡萄糖，或將葡萄糖溶液注入病人的胃裡。

隨著這種治療方法日漸普及，有醫師開始注意到患者對胰島素的反應有個別差異，甚至同一位患者在不同日子也會有不同的反應。儘管有這些發現，但是所有從事胰島素昏迷治療的醫師，都展現出對這項技術的「強烈熱忱」。隨著第二次世界大戰爆發，許多從事胰島素治療的歐洲醫師紛紛逃離納粹主義，進一步將這項技術傳播到同盟國。

但是，無論醫師們對使用胰島素治療精神疾病有多大的熱忱，這終究是一座搖搖欲墜的紙牌屋。

一九五三年，經驗豐富的英國精神病學家哈羅德．伯恩（Harold Bourne）博士發表一篇題為「胰島素迷思」（The Insulin Myth）的論文，主張胰島素昏迷治療的有效性並沒有可靠的科學根據。他堅持最初的精神病學診斷很可能是有缺陷的，而且是以不可靠和可疑的測試為基礎。伯恩還提出，胰島素昏迷治療的結果會因為選擇特定患者，忽視其他患者而存在偏見。更令人震驚的是，顯然每家醫院都以不同的方式進行昏迷治療，有些診所誘導昏迷的時間是一小時，而某些診所則會維持長達四小時。

面對伯恩的擔憂，醫界的立即反應不是「謝謝你指出我們哪裡出了問題」，而是強烈的譴責浪潮。頂尖的精神病學家紛紛致信醫學期刊反批伯恩，其中一位表示：「在這個領域，就算所有（證據）都反其道而行，但是臨床經驗凌駕一切。」要再過五年之後，才會有經過嚴謹控制的胰島素昏迷治療的研究正式發表，而這項研究無庸置疑地清楚表明，胰島素昏迷治療是一場騙局。[7]而且這項對照研究相當扎實，很難對他們的研究結果提出批評，於是胰島素昏迷治療法就此失寵，成為一段不可說的黑歷史。

一個奇妙的巧合是，將使用胰島素治療精神疾病的做法送進棺材的這份報告，是在一九五七年發表的——就在肯尼斯使用胰島素將妻子送進棺材前的幾週而已。

搜查住家

一九五七年五月四日凌晨兩點，內政部[8]法醫大衛・普萊斯（David Price）抵達巴洛家，開始初步相驗伊莉莎白的屍體。普萊斯法醫立刻起疑，因為一個生前健康無虞的中年女性會在家庭浴缸裡溺水的情況極為罕見，更啟人疑竇的是，伊莉莎白靠著浴缸側面的手臂還夾著一小杯水。如果肯尼斯真像他聲稱的，想盡辦法要將妻子從浴缸裡拖出來，那一小杯水怎麼可能會文風不動？眼看肯尼斯的說辭出現漏洞，大家開始懷疑他對當晚事件的完整陳述。警方搜查屋內的每個房間，在水槽裡發現沾滿嘔吐物的床單，和伊莉莎白被汗水浸透的睡衣，還在廚房通往儲藏室的門的上方架子上發現一個小瓷罐，裡面裝著兩支用過的注射器和四個皮下注射針頭，都用手帕包起來；然而，警方並未發現任何空藥瓶。

凌晨五點四十五分，伊莉莎白的屍體被搬離房屋，運往當地的太平間，由普萊斯法醫進行解剖。伊莉莎白的鼻子、嘴巴和喉嚨裡都有沾滿血跡的泡沫，肺部也有液體，這些都是最初懷疑她死於溺水的佐證，但為什麼沒有掙扎的跡象呢？雖然普萊斯法醫在屍體上沒有發現其他異常之處，卻發現伊莉莎白已經懷孕八週。伊莉莎白的血液和尿液樣本被送往東北鑑識科學實驗室（North-Eastern Forensic Science Laboratory），卻沒有發現任何典型的毒藥或墮胎化學物質。普萊斯法醫確信伊莉莎白在溺水前已經失去意識，根據對近來聲名狼藉的胰島素昏迷療法的了解，和她明顯放大的瞳孔，他肯定伊莉莎白在被推入水中之前，已經被注射胰島素，導致她陷入昏迷。但是依然有一個關鍵問題：如果伊莉莎白被注射了胰島素，注射的痕跡又在哪裡？

五月八日，伊莉莎白去世後四天，警方在她葬禮前的幾個小時決定重新驗屍。普萊斯法醫和他的團隊現在有明確的目標，就是找出針頭注射的痕跡，因此用放大鏡鉅細靡遺地檢查屍體，結果找到了：左右臀部各有兩個皮下注射的痕跡。他們採集注射部位和周圍組織的樣本，但也只是將它們分類後存放，此外什麼也沒做。

警方拿出在廚房裡找到的注射器，和伊莉莎白臀部注射痕跡的證據，偵訊肯尼斯，肯尼斯坦承確實曾為伊莉莎白進行注射，但事前已獲得她的同意，而且他注射的不是胰島素，是麥角新鹼（ergometrine），這是一種產科藥物，透過引起子宮收縮來防止分娩後大量出血，也可用於誘導流產，而這本身就是一種刑事犯罪。

肯尼斯告訴警方，他和伊莉莎白都不想再生一個孩子，伊莉莎白告訴他，寧願把頭放進煤氣爐裡，也不願意生小孩。肯尼斯聲稱自己別無選擇，只好協助伊莉莎白使用麥角新鹼進行墮胎。然而，肯尼斯並不知道法醫小組已經考慮過這種可能性，並且加以排除，因為伊莉莎白的體內沒有驗出麥角新鹼，而且兩支注射器裡也都沒有這種藥物。此外，麥角新鹼不會引起伊莉莎白經歷的瞳孔擴大、出汗或嘔吐等症狀。

警方現在確信，肯尼斯對妻子注射高劑量胰島素，讓她陷入胰島素誘導的昏迷狀態，並且無法甦醒，藉此謀殺對方。只要再掌握一個事實，檢方就能把肯尼斯送上法庭：伊莉莎白體內含大量胰島素的鑑識證據。但問題在於，以前從未有人測量人體組織中的胰島素含量，肯尼斯會不會因為缺乏關鍵證據而逃過一劫？

抽搐的老鼠和昏昏欲睡的天竺鼠將肯尼斯定罪

肯尼斯有很多理由謀殺懷孕的妻子，以他們的財務狀況而言，再養一張嘴會讓這個收入微薄的家庭更捉襟見肘；也許肯尼斯覺得以他目前的年紀來說，照顧新生兒太麻煩了，並且說服妻子，如果在任何人注意到懷孕跡象之前先墮胎，肯定就能解決所有的問題。由於週五是伊莉莎白上半天班的日子，所以這天下午似乎是注射麥角新鹼的最佳時間，她也能在週末休養身體。

然而在午餐過後，肯尼斯並未使用麥角新鹼，而是對伊莉莎白注射高劑量胰島素。伊莉莎白的身體立刻對胰島素做出反應，她的肝臟、肌肉和脂肪組織吸收大量的葡萄糖，血液中的葡萄糖濃度降低，導致大腦嚴重缺乏運作所需的燃料。和胰島素昏迷治療一樣，一旦注射大量胰島素，使得血糖驟降，唯一的補救措施就是大量攝取葡萄糖，但肯尼斯不打算讓她這麼做。

伊莉莎白躺在沙發時，突然湧現一股坐立難安的感覺，接受胰島素昏迷治療的患者也有這種症狀。由於她的肌肉沒有能量運作，因此感到疲倦、虛弱和無精打采，決定到床上躺下。在水槽發現伊莉莎白被嘔吐物浸透的睡衣，符合低血糖時經常會發生嘔吐的症狀。儘管天氣相當舒適，但伊莉莎白還是大汗淋漓，所以她一開始是躺在被單上，沒有蓋上棉被，最後甚至熱得直接脫掉睡衣，到浴缸泡澡舒緩一下。如果胰島素過量，眼睛瞳孔會放大，但是對光線仍會有反應。法醫注意到伊莉莎白的瞳孔放得極大，幾乎無法分辨眼睛顏色。伊莉莎白躺在浴缸的那段時間，她的腦細胞慢慢耗盡運作燃料，造成最終陷入昏迷。一旦伊莉莎白陷入昏迷，她究竟只是單純地滑進水裡淹死，還是在昏迷狀態下，被凶殘的丈夫壓進水裡？這個問題永遠不會有答案了。

法醫已經在伊莉莎白血液中排除麥角新鹼的存在，卻仍然未能證明她的體內存在大量胰島素。嘔吐、出汗和瞳孔放大都是與低血糖一致的症狀，但都不是在法庭上站得住腳的客觀證據。根據現在的電視犯罪節目，警方只要將伊莉莎白身上的一些組織送到當地的法醫部門，就能在片尾演員名單出現前，拿到足以說服陪審團定罪的檢測結果。不幸的是，法醫學在一九五〇年代後期仍處於起步階段，而可靠的胰島素檢測方法要再過三年才會開發出來。那麼，要如何證明伊莉莎白體內的胰島素含量達到致命的程度？警方轉而向胰島素製造商尋求協助。

雖然還沒有人嘗試測量人體器官中的胰島素含量——主要是因為沒有人認為有必要這麼做，但胰島素製造商確實需要一種方法，測量他們裝瓶販售給糖尿病患者的純化胰島素總量，患者才能施打正確的劑量。當胰島素含量高，而且胰島素是經過純化的情況下，這種測量的效果就會相當好；但是如果預期的胰島素含量非常低，而且在疑似遭謀殺死者的屍體組織裡的胰島素已經遭受汙染，完全不是純化狀態時，這種測量方法還會有用嗎？

當時，製藥公司使用一種在《英國藥典》（*British Pharmacopoeia*）中，名稱俏皮的「老鼠驚厥胰島素測量方法」（mouse convulsion method of insulin measurement），來測量純胰島素。他們會先對老鼠注射一定劑量的純胰島素，直到牠們的血糖變得非常低，無法維持正常的大腦活動，開始抽搐並進入昏迷狀態為止。類似的測量方法是將胰島素注射到天竺鼠體內，判斷需要注射多少劑量才會消耗血液中的葡萄糖，到足以使天竺鼠「入睡」的程度。

雖然我們現在覺得警方在實驗室對樣本進行一連串測試是稀鬆平常的事，但是當時警方的科學家無法參與任何測試，因為他們沒有資格對動物進行實驗。還好有一家持有動物測試許可證的私人公司，同意在伊莉莎白的身體組織中尋找胰島素，他們花費好幾週，日復一日地針對從伊莉莎白臀部切下來的組織裡進行測試，試圖找出從中萃取胰島素的方法。

最後，樣本終於準備好了，他們將少量的樣本緩慢注射到老鼠體內，老鼠立刻進入抽搐狀態，接著注射葡萄糖溶液，讓老鼠完全恢復原本的狀態。但是一隻老鼠的證據不會動搖陪審團，他們總共使用一千二百隻老鼠、九十隻田鼠和數隻天竺鼠，藉此確定伊莉莎白體內存在劑量足以致命的胰島素。現在檢方確信手上握有足夠的證據可以起訴肯尼斯，並在一九五七年七月十六日將最終報告交給法醫。在起訴罪名上列出的死因是：「因胰島素過量導致低血糖昏迷，並於昏迷期間溺水導致窒息。」一九五七年十二月，肯尼斯因謀殺罪遭到逮捕，並被送往利茲巡迴法庭（Leeds Assizes court）受審。

在審判中，檢方傳喚大約三年前曾與肯尼斯交談的兩名證人，他們的回憶令人震驚。哈利．斯托克（Harry Stork）曾與肯尼斯在同一家療養院工作，院方會為糖尿病患者進行胰島素注射。斯托克作證表示，肯尼斯告訴他：「你可以用胰島素進行完美的謀殺，因為它會溶在血液中，完全不留痕跡。」第二位證人瓊．沃特豪斯（Joan Waterhouse）是東騎綜合醫院（East Riding General Hospital）的實習護理師，肯尼斯也曾在那裡工作。她表示，肯尼斯告訴她：「妳可以用胰島素殺死一個人，因為除非它的劑量非常高，否則很難在體內找到線索。」檢方的內政部專家證人普萊斯法醫也當庭作證：「巴洛太太在注射過量胰島素後昏迷，接著因為溺水而窒息。」

檢方主張肯尼斯有謀殺的動機，因為不想撫養另一個孩子，增加家庭的經濟負擔。謀殺的可能性已經顯而易見，但是凶器呢？

愛倫．辛普森（Ellen Simpson）是肯尼斯在聖盧克醫院（St. Luke's Hospital）擔任護理師時的資深護理師，她作證表示，肯尼斯在該醫院工作期間的部分職責，包括為患者注射胰島素。肯尼斯確實能取得胰島素，而且沒有人會檢查他「消耗」的單位數量。

在整個審判過程中，肯尼斯都堅稱自己是無辜的，對指控提出抗議，但卻無法提出任何理由解釋妻子體內為何存在的高劑量胰島素，只能主張是妻子自己在臀部注射胰島素。

當然，辯護律師也傳喚辯方的專家證人。J．R．霍伯森（J. R. Hobson）醫師認為，在巴洛太太體內發現高劑量胰島素是很自然的。他解釋，在憤怒或恐懼等壓力下，身體會自動釋放腎上腺素進入血液，自然會增加胰島素的含量。霍伯森醫師繼續向陪審團解釋：「如果巴洛太太知道她在浴缸裡滑倒，快要淹死了，而且自己又出不去，就會很害怕……我認為這會導致化學人員描述的所有症狀。」

但事實上，腎上腺素對胰島素的作用是相反的，會導致胰島素含量下降。

經過為期五天的法庭拉鋸戰，主審法官指示陪審團，肯尼斯只能被定罪，「這肯定是謀殺，沒別的了。」他告訴他們：「如果各位同意他為妻子注射了胰島素，並且是蓄意而為，那麼判定他這麼做是蓄意殺人應該沒有難度。」陪審團花費八十五分鐘才裁定肯尼斯有罪，法官則判處無期徒刑，將他描述為「一個冷酷、殘忍、有預謀的殺人犯，唯有優秀的偵查能力才能揭露他的犯行。」（陪審團也被豁免十年的義務，因為他們已經聆聽了「一起漫長而令人痛心的案件」。）

就在肯尼斯開始服刑時，警方公布他的第一任妻子南西（Nancy）死因的新資訊。她也是一位護理師，與肯尼斯結婚十二年。一九五六年五月九日，南西突然開始生病，僅僅十二小時後就去世了。一通匿名電話促使警方中止她的葬禮，並下令進行驗屍，然而儘管經過徹底的檢查，卻只發現屍體有輕微的腦腫脹現象，於是葬禮繼續進行。兩個月後，肯尼斯與第二任妻子伊莉莎白結婚——而她在婚後一年內便去世了。

雖然嚴格來說，伊莉莎白是死於溺水，但是胰島素引起的昏迷，可能讓她無法抵抗丈夫將她推入水下。肯尼斯被認為是第一個使用胰島素作為武器進行謀殺的人，一九八三年十一月，六十六歲的他在服完無期徒刑的二十七年刑期後終於出獄，並仍堅持自己的清白。

胰島素謀殺

自從胰島素被發現並廣泛用於治療糖尿病以來，經常被稱為是一種有效又無法檢測的謀殺方法，但它根本配不上這樣的稱號。事實上，使用胰島素既不有效，也會被檢測出來。要透過給予足量的胰島素來誘發低血糖，最終導致死亡的結果，可能需要一段時間才會發揮作用；低血糖的症狀很容易診斷出來，而且解藥不過是簡單的葡萄糖。儘管商業胰島素的作用方式與人體的天然胰島素相同，但是因為藥物胰島素的胺基酸序列有細微的調整（讓它更快或更慢發揮作用），因此可以很容易確認受害者體內過量的胰島素是惡意手法造成的。事實上，胰島素中毒謀殺相當罕見，全世界記錄有案的案件不到七十起，絕大多數發生在英國和美國。令人沮喪的是，大多數案件都是由醫師、護理師及其他醫療照護專業人員犯下。

傳統上，糖尿病患者每天都需要多次刺破手指，以測量血液中的葡萄糖，判斷自我注射的正確胰島素劑量。目前有一種替代方案是胰島素幫浦，這是一種和智慧型手機差不多大小的電腦化裝置，在皮下的脂肪層安置導管來輸送胰島素。9 令人驚訝的是，一些胰島素幫浦還具有連續監測血糖值的功能，能夠即時提供胰島素正確注射劑量的相關資訊，基本上扮演胰腺的角色。

這些幫浦由小型電腦運作，因此網路安全便是一個風險，軟體如果有漏洞就可能會遭到劫持，導致患者被注射致命劑量的胰島素。會不會有對幫浦製造商懷恨在心的人，或是對糖尿病患者恨之入骨的人，真的利用網路犯下謀殺罪？二〇一九年，一家胰島素幫浦大型製造商由於產品出現故障而召回某些產品，因為附近的駭客可能會利用這項故障控制幫浦。

搶到頭香通常是值得慶祝的，在肯尼斯的案例裡，他渴望成為第一個用胰島素進行謀殺的人，但這完全不是什麼榮耀。檢方證人證實肯尼斯花費很多時間思考，認為胰島素是完美的凶器。肯尼斯無疑認為，既然過去沒有人被胰島素謀殺，警方調查他妻子的死因時，就會忽略這種創新手法的可能性。但是肯尼斯沒有那麼好運，因為他的創新謀殺手法未能讓他消遙法外。

在下一章中，我們將從一種過去未曾被當作毒物使用的藥物，轉向一種歷史悠久的傳奇性藥物，這種藥物不僅是謀殺的工具，還曾被當成化妝品使用：在文藝復興時期，這是任何有點羞恥心的女士都必備的物品。

Chapter 2

阿托品和亞麗珊卓的奎寧水

他喊：「天啊，我剛剛才想通！那個流氓，他的雞尾酒有毒！」

——阿嘉莎・克莉絲蒂（Agatha Christie），《三幕悲劇》（*Three Act Tragedy*），一九三四年

藥用植物

茄科植物（Solanaceae）的成員，包括大家熟知的馬鈴薯、茄子、辣椒和番茄等一般家庭常見的食材。然而，儘管這些植物現在是餐桌上的常客，但剛開始時，民眾其實對茄科植物敬謝不敏。西班牙征服者在十六世紀將番茄從新大陸帶到歐洲，當時的商人得費盡九牛二虎之力向消費者兜售這種新水果，因為大家都深信這種東西吃了會沒命。為了對抗這種番茄恐懼症，商家經常雇人在攤位旁邊吃番茄，這可以說是最早的消費者對產品的評論。如今番茄已經廣泛用於烹飪，證明過去那些大膽身先士卒的顧客獨具慧眼。[1]可是，為什麼會有這麼多人對不起眼的番茄怕得要命？

答案在於茄科植物裡的其他成員，這些植物外表看起來和馬鈴薯、番茄很像，但若誤食可能會喪命，顛茄（*Atropa belladonna*）就是其中之一，這是一種美麗的植物，有著紫羅蘭色的花朵，會結出深紫色或黑色、亮面的小漿果。只要在食物或飲料中放入一小顆顛茄漿果，就足以產生導致死亡的毒性。「顛」茄的名字暗示它的毒性，而它的英文俗名是「致死夜蔭」（deadly nightshade），更無疑明示它的致命特質。

在希臘神話裡，三位命運女神會在新生兒出生的第三天前來決定命運，克洛托（Clotho，紡紗者）是命運三女神裡年紀最小的，她會用深色和淺色的絲線紡出生命之線；拉刻西斯（Lachesis，分配者）決定生命之線的長度；而阿特羅波斯（Atropos，不可避免的）則手持剪刀剪斷生命之線，一個人的壽命就此底定。這麼說來，難怪阿特羅波斯會將她的名字借給顛茄最致命的成分：阿托品（atropine）。[2]

純阿托品是一種白色無味的結晶粉末，由德國化學家菲力浦．隆茲．蓋格（Philipp Lounz Geiger）和他的瑞士學生哲爾曼．亨利．赫斯（Germain Henri Hess），在一八三三年首度從顛茄漿果與葉子中純化出來。[3] 阿托品在化學上被歸類為植物生物鹼，和其他生物鹼有一些共通點。這些化合物溶解在水中時，通常會產生鹼性溶液，味道通常也很苦。雖然這些小小、亮亮的漿果看起來很誘人，但是不小心咬下這些漿果的人，都會因為它的苦味而立刻吐出來，因此很少有人意外死於阿托品中毒。

「顛茄」學名後半部的belladonna來自義大利文，意思是「美麗的女士」。一五四四年，義大利醫師暨植物學家彼得羅．安德里亞．馬蒂奧利（Pietro Andrea Mattioli）出版《藥物學》（*Materia Medica*）一書，描述他在藥用植物學方面的觀念。雖然馬蒂奧利是一位醫師與治療師，但他也對有毒植物在日常生活中的運用進行研究。他記錄許多觀察結果，包括在威尼斯的女演員和交際花會擠一滴顛茄漿果汁液到眼睛裡，使瞳孔放大，讓自己的容貌時尚又誘人。據說李奧納多・達文西（*Leonardo da Vinci*）的《蒙娜麗莎》（*Mona Lisa*）之所以吸引人，部分原因就是蒙娜麗莎的眼睛呈現顛茄造成的瞳孔擴張效果。然而，讓自己的眼睛像小鹿一樣水汪汪也不是沒有缺點，顛茄造成的散瞳效果，使得進入眼睛的光線必須更多，人才能看得清楚，但顛茄中的阿托品也會放鬆控制水晶體的肌肉，所以這些交際花根本看不清自己在和誰調情，長期使用顛茄也可能導致失明。雖然現在顛茄漿果已經不再用於擴張瞳孔，但燈光昏暗、桌上點著蠟燭的那些餐廳運用的是相同原理，昏暗使得顧客的瞳孔自發性擴張，才能讓更多的光線進入眼睛。

我們走在明亮的陽光下時，則會出現相反的反應，瞳孔會迅速收縮，以防止過多的光線讓視網膜受損。瞳孔在不同光線強度下能有如此快速的變化，都要歸功於控制瞳孔大小的小肌肉上的神經發揮作用。透過觀察顛茄汁（阿托品）對瞳孔大小的影響，就能知道這種成分以某種方式干擾從神經到肌肉的正常資訊傳遞。

為了確實了解阿托品如何影響瞳孔，甚至還可能導致死亡，我們必須先看看十九世紀末席捲歐洲的科學之爭。

湯和火花

大腦如何告訴瞳孔要擴張或收縮、讓手臂移動、手指翻動這本書的書頁，或是控制心臟跳動得更快或更慢？這個看似直截了當的問題，卻在十九世紀末成為生物學界最激烈的辯論之一。各執一詞的兩派都是傑出的科學家，此時彷彿在戰場上劍拔弩張的敵對士兵，雙方都堅信自己的信念不容質疑，並認為任何抱持反對意見的人都是自我蒙蔽而無知的。

十九世紀末的神經系統網狀理論（reticular theory）主張，神經系統是一個單一、巨大、連續的網絡，大腦也包括在這個系統內。諾貝爾獎得主卡米洛・高基（Camillo Golgi）在這個概念上發揮深厚的學術實力，使得這個神經科學理論在當時蔚為風潮，直到西班牙科學家聖地牙哥・拉蒙・卡哈（Santiago Ramón y Cajal）出現，願意敞開心胸的人才知道網狀理論完全是在胡說八道。

在仔細檢查數百個大腦切片後，卡哈提出神經元學說，指出神經系統不是一個巨大的網狀物，而是由許多單獨的神經細胞組成，每個神經細胞之間都有一個稱為突觸（synapse）的微小間隙。這個間隙有多小？以公制來說，一英寸（即二・五四公分）大約是二千五百四十萬奈米（一奈米是一公尺的十億分之一）。人類一根頭髮的粗細大約是八十到十萬奈米，一張紙的厚度約為十萬奈米，而突觸的寬度則在二十到四十奈米之間。儘管這個間距非常小，但仍是一個間距。

二十世紀初的學界主要面對的問題是，資訊如何跨越這個間距傳遞。總是樂於辯論的科學家分成兩大陣營：一些人相信化學物質的脈衝會越過這個間距，這個立場的擁護者自稱為「湯」（soups）；而那些支持跨越間距的是電流的人，則自封為「火花」（sparks）。就算是政治人物之間的針鋒相對，都比不上這兩派科學家脣槍舌劍的尖酸刻薄，每個人都深信自己的論述最優秀，對手的主張缺乏可信度。事實上，這場科學之爭塑造了未來五十年的神經科學樣貌。

十九世紀的科學理論大致上由德國化學家主導，但電子學也開始站穩腳跟。一七九一年，路易吉．賈法尼（Luigi Galvani）證明青蛙的腿接受電的刺激會抽搐。事實上，早期這種針對動物身體組織進行電擊的實驗，對年輕的瑪麗．雪萊（Mary Shelley）造成深刻的影響，讓她在一八一八年寫出《科學怪人》（*Frankenstein*）一書。隨著二十世紀來臨，電似乎是新的、現代的和令人興奮的科學，化學物質則是上個世紀的古董。當古列爾莫．馬可尼（Guglielmo Marconi）在一九〇一年向全世界示範如何使用無線電傳輸進行通訊時，電子訊號跨越間隙傳遞資訊的概念便達到巔峰。如果無線電的電磁波可以傳遞數百英里，肯定可以橫跨突觸的微小間隙。[4]

更重要的是，有證據支持「火花」派的立場。當時剛剛開發出製造極細電線的技術，於是研究人員將這些電線置入神經細胞，發現神經細胞在發送訊號時一定會放電。平心而論，他們只在一個神經細胞裡面看到這個現象，但是想像這種放電也可能發生在突觸的微小間隙中並不誇張。進一步支持「火花」派理論的證據，來自對青蛙心臟的實驗。眾所周知，如果從青蛙的身上取出心臟，放在裝著鹽水的燒杯裡，就會像還在青蛙的體內一樣不停地跳動。如果當初的解剖夠小心，附著在心臟上的一些神經會保持完整，科學家就可以用連接電池的電極，刺激附著在心臟上的這些神經，讓心跳減慢或加速，這斬釘截鐵地證明「火花」派是對的。

為了不落入下風，「湯」派也拿出自己的鹽水燒杯和青蛙心臟。「湯」派用的不是電池和電線，而是在燒杯中添加各種化學物質，而加入燒杯裡的某些化學物質確實也能讓心臟加速或減慢。然而，「火花」派很快就指出，這些化學物質全是人造的，都來自化學家的工作桌，因此比較像是把戲，而不是生物學。

年輕的德國科學家奧托．馮．洛維（Otto von Loewi）被火花派和湯派之間的辯論吸引，大言不慚地表示自己有能力解開這個難題。如果你在網路上搜尋「心不在焉的教授」（absentminded professor），可能就會找到一張洛維的照片，他在學生時代就經常蹺生物課，跑去看歌劇或聽哲學講座。

一九二〇年的復活節，將成為洛維和新興的神經藥理學（研究藥物如何影響神經，尤其是大腦神經）的關鍵時刻。復活節前的週六晚上，洛維在家看書，他讀的那本書顯然相當精彩，讓他馬上就開始打瞌睡。洛維在睡夢中做了一個實驗，一勞永逸地解決「湯」與「火花」的難題。[5]他半夢半醒，潦草地在一張小紙條上寫下筆記，記錄他應該如何進行這些驚天動地的實驗。洛維的夢境和慌亂的筆記讓他筋疲力盡，於是他再次睡著。第二天早上六點醒來的他，想起自己前一天晚上寫了一些重要的東西，卻發現根本看不懂自己的潦草字跡。他感到沮喪萬分，花費一整天試圖梳理前一晚的塗鴉，但徒勞無功。與重大發現擦肩而過，讓洛維相當崩潰，最後只好再上床睡覺。

令人難以置信的是，在隔天凌晨，那個夢境又回來了。這一次，洛維不再相信潦草的筆記能記下他的夢，於是立刻跳下床，前往實驗室。他為兩隻青蛙實施安樂死，取出牠們的心臟後，分別放在兩個裝著鹽水的燒杯裡，它們持續跳動，一如他和其他人以前做過很多次的那樣。接著，他用電線對第一顆心臟的迷走神經進行刺激，一如所料地成功使心跳速度減慢，但他的下一步卻是過去無人想過的：他用顫抖的雙手拿起滴管，吸起浸泡第一顆心臟的鹽水，滴在第二個燒杯裡的心臟上。洛維欣喜地觀察到，第二顆心臟即使從未暴露在任何電流刺激下，也減慢了速度。

洛維興奮地回到第一顆心臟，刺激另一條神經讓心跳加快。他把第一顆心臟的鹽水倒在第二顆心臟上，這一次也導致第二顆心臟同樣加快速度，正如他的夢境所預測的那樣。洛維得出結論，來自第一顆心臟的迷走神經的電刺激，將一些化學物質釋放到鹽水中，導致心跳速度減慢，進入鹽水中的一種化學物質可以被轉移，使得第二顆心臟的速度也減慢。洛維的文采不是太好，所以把迷走神經釋放的這種化學物質稱為**迷走神經激素**（Vagusstoff，德語的「迷走神經物質」），就是現在我們所知的神經傳導物質乙醯膽鹼（acetylcholine）。洛維的夢，讓他在一九三六年獲頒諾貝爾生理醫學獎。

洛維真的解決了湯和火花之爭，證明誰對誰錯嗎？是，也不是，因為答案是兩個都對！我們現在知道，當神經「放電」並且沿著神經向下層層傳遞訊號時，就是「火花」派偵測到的電子成分；但是當電子訊號到達神經末端時，電流無法跨越突觸，此時神經會將電子訊息轉換為化學資訊來傳遞。神經末梢就像化學品供應庫，會將化學資訊，也就是神經傳導物質，儲存在小封包裡，隨時做好準備，一旦接收到適當的指示，就會將小封包釋放到突觸中。根據需要傳遞的訊息不同，會有不同種類的神經傳導物質，一旦被觸發，神經傳導物質封包就會進入突觸，化學物質便逐層傳遞，跨越間隙，最終與鄰近細胞上的特定對接蛋白質或受體對接，這就是「湯」派偵測到的化學成分。

接下來會發生什麼事，就取決於突觸接收端的性質，例如假設接收端是汗腺，接收到化學資訊可能就會增加汗液產生；如果是胰腺，接收到刺激就會增加釋放到腸道中的消化酶。並非所有訊號都是要增加活動的訊息，有一些化學訊號，如洛維發現的乙醯膽鹼，就會傳遞減慢速度的訊號給心臟。正如我們很快會看到的，阿托品影響的是在突觸對面接收化學訊號的那一端，基本上它會完全關閉訊號的傳導過程，破壞大腦對身體的正常控制。

阿托品的苦味，使得因為吃下顛茄漿果而意外中毒幾乎是不可能的。對打算痛下毒手的人來說，關鍵就在於如何掩蓋阿托品的苦味。解決這個難題的辦法，就藏在維多利亞女王時期的英國軍隊在印度面臨的一個問題。

琴酒和殺人計畫

十九世紀，在殖民地印度的英國軍官和士兵深受蚊蟲叮咬造成的瘧疾所苦，情況之嚴重從十九世紀中期的統計資料可見一斑：根據統計，在東方的英國人的預期壽命只有在英國的一半。由於因為瘧疾臥床不起的士兵和政府雇員過多，治理這片次大陸變得極度困難。提出解決方案的是蘇格蘭醫師喬治．克萊格霍恩（George Cleghorn），他研究發現金雞納樹（cinchona）樹皮含有一種化合物，並且證明將這種化合物溶解在水中飲用，對治療瘧疾非常有效，這種化合物之後被正名為奎寧（quinine）。雖然奎寧水有助於治療瘧疾，但它的苦味令人難以入口，於是英國軍官開始在奎寧水中加入糖、萊姆和琴酒來改善味道，琴湯尼雞尾酒（gin and tonic）就此誕生——純粹是藥用目的。

大約一百五十年後，這種原本為了掩蓋苦藥味道而發展的飲品，在蘇格蘭愛丁堡市引起恐慌。

超市之亂

一九九四年八月底，愛丁堡警局的熱線電話響個不停，儘管其中多數內容並未提供任何有用的資訊，但仍必須接聽並仔細記錄。刑事偵查警司約翰·麥高恩（John McGowan）在事件調查辦公室裡來回踱步，有人在雜貨店的貨架上發現受汙染的物品，有民眾開始身體不適。雖然現在只是案件發生初期，但他看不出任何明確的動機，這是恐怖攻擊、企業勒索，還是心懷不滿的前員工？一般預期找出犯罪動機能提供關於幕後黑手的線索，有助於案件偵查，那麼這起看似隨機攻擊的案件到底是意外還是蓄意？

幾天前，約翰·梅森（John Mason）和妻子瑪麗（Marie）在愛丁堡郊區的喜互惠（Safeway）超市亨特愛巢（Hunter's Tryst）分店採購一週食材。他們返家後，開始整理買回來的東西，這時瑪麗發現他們忘記買奎寧水了。雖然這算不上是什麼大問題，但瑪麗喜歡在手邊囤放一些奎寧水，必要時可以舒緩她的胃痛。梅森是一位好丈夫，所以回到店裡買幾瓶奎寧水——這個決定將對梅森夫婦造成重大影響。回到家後，梅森倒了一杯奎寧水給妻子。過了一會兒，瑪麗表示覺得不舒服，要早點休息。正當瑪麗要脫掉外衣上床睡覺時，居然沒站穩而摔倒了，這對她來說是很少見的事，但她想自己應該只是累了。隔天醒來時，她仍然覺得身體不適。為了舒緩肚子的疼痛，她又喝了兩杯奎寧水，渾然不知這反而會讓她的病情變得更糟。瑪麗的視線開始變得模糊，產生幻覺，告訴丈夫，暖氣裡冒出水，於是她被送往皇家醫院（Royal Infirmary），由醫師進行診斷。

當時梅森夫婦並不知道，伊麗莎白・沙伍德—史密斯（Elizabeth Sharwood-Smith）也從同一家店買了幾瓶奎寧水。那個週末，沙伍德—史密斯和十八歲的兒子安德魯（Andrew）都抱怨胃痛得不得了，覺得很不舒服，最後甚至兩人都被送到急診室。在那個造成重大遺憾的週末裡，有四個人在飲用受汙染的奎寧水後送醫，總計有八個人成為中毒的受害者。

由於中毒的規模頗大，麥高恩警司奉命成立事件調查辦公室，接著電話便如潮水般湧入，其中大多數的內容都是相互矛盾或無關的資訊，還有不少都只是浪費時間。喜互惠超市召開記者會，要求所有在亨特愛巢店購買奎寧水的愛丁堡居民前往退貨。在退回的這些奎寧水裡，又發現六瓶受到汙染。雖然這些受汙染的瓶裝奎寧水只出現在愛丁堡，但此事在全國引發恐慌，喜互惠超市下架並銷毀五萬瓶奎寧水。關於造成汙染的原因，媒體沸沸揚揚地提出各種猜測：

下毒的人是否在愛丁堡街頭逍遙法外？裝瓶廠是否有可怕的汙染情況？

事實上，瑪麗、沙伍德－史密斯、安德魯和其他人喝的奎寧水，都是精心設計的煙幕彈，目的是掩蓋下毒者的真實意圖：一套殺死妻子，和情婦重新開始的劇本。

保羅．阿古特（Paul Agutter）出生於德比郡（Derbyshire）沼澤地山腳下的格洛索普（Glossop），從小天資聰穎，在校成績優異，並獲得夢寐以求的愛丁堡大學（University of Edinburgh）錄取通知書。他主修生物化學，並於一九六八年獲得該科系的一等學士學位。他在科學系所間頗有名氣，畢業後留在大學裡的生物化學實作實驗室擔任示範教學，同時取得分子生物學博士學位。之後在愛丁堡南部郊區的納皮爾大學（Napier University）生命科學學院擔任細胞生物學講師。一如常見的發展，他娶了另一位學者，在大學教授英語的亞麗珊卓．阿古特（Alexandra Agutter）博士。

阿古特夫婦表面上琴瑟和鳴，令人稱羨，兩人住在愛丁堡以東約二十英里（約三十二公里）的東洛錫安（East Lothian）地區，經常在位於歷史名鎮阿瑟斯坦福德（Athelstaneford）的基爾達夫小屋（Kilduff Lodge）家中，與朋友共進晚餐。然而，他們的婚姻實際上卻不是這麼一回事。保羅向醫師表示自己的憂鬱症極為嚴重，甚至有自殺的念頭，經濟狀況和婚姻問題讓他的痛苦雪上加霜。

也許保羅只是感受到中年危機帶來的痛苦，但在隧道盡頭的一線曙光，至少從他的角度來看，是他在納皮爾大學的一個學生，一位名叫卡蘿爾・邦索爾（Carole Bonsall）的迷人女性。在保羅的心目中，這個學生絕對能滿足他的自尊，尊崇他是大學裡最優秀的人才，和對方結婚可以解決他所有的問題。然而，在他實現這種天堂般的幸福生活之前，必須先克服一個困難的障礙：他已經結婚了。離婚意味著他會被趕出家門，岌岌可危的財務狀況將更加深陷泥沼。但是如果妻子死了，他的生活就會輕鬆許多。不過，亞麗珊卓對去死這件事似乎不是很配合，所以保羅決定策劃一場謀殺來加速她的死亡。

身為生物學講師的保羅對毒藥自然有些了解，也知道有許多毒藥很容易在死後被檢查出來。儘管如此，他還是對自己的聰明才智充滿信心。此外，他也非常熱愛下西洋棋，所以習慣未雨綢繆。他在納皮爾大學的毒理學研究小組工作，很容易就能取得阿托品。但阿托品是一種容易被發現的毒藥，所以懷疑的矛頭應該不會指向保羅，而是會指向某個在逃、假想的無差別殺人犯。

要實現完美的謀殺有兩個關鍵要素：首先當然是計畫中的受害者應該死亡；但是凶手也應該能逃過逮捕、定罪和坐牢。儘管保羅有著陰險的計謀，但是他在這兩方面都注定會失敗。保羅買了幾瓶超市自有品牌的奎寧水，故意在裡面加入從研究實驗室拿來的阿托品。一九九四年八月二十四日週三，他把這些動了手腳的奎寧水瓶，放回喜互惠超市亨特愛巢店的貨架上，這家店就在他的辦公室和實驗室附近。這幾瓶奎寧水裡都加入一點阿托品，劑量不足以讓人死亡，卻能讓任何喝下的人感到極度不適。保羅自己留下一瓶，等之後要加入更多阿托品，製作出致命的飲料。他的設想是，這樣一來，當妻子亞麗珊卓因為阿托品死亡，也會被視為是某個不知名的人或團體刻意引發愛丁堡民眾大規模恐慌的受害者之一。從這一點來說，他一開始確實成功了，因為梅森夫婦、沙伍德—史密斯等人都在喜互惠超市買到這些受汙染的奎寧水，並在整座城市引發多起就醫事件。

保羅知道他的計畫有一個缺點，就是阿托品的味道非常苦，所以認為最好的解決方案就是用其他東西掩蓋這個味道——就像一個多世紀前，英國軍官在印度對苦奎寧所做的。八月二十八日的溫暖夏日傍晚，讓妻子在放鬆時喝一杯冰鎮的琴湯尼似乎非常完美。保羅倒了一大杯給妻子，淋上加入阿托品的奎寧水，然後等待對方毒發。亞麗珊卓先啜飲一口，再啜飲一口；味道不對勁，這杯酒有點太苦了，她只喝了一點，最後沒喝完。儘管如此，這樣的分量原本已經足以奪走她的性命，並在身上引起阿托品中毒的所有症狀：她覺得口乾舌燥，心跳加速，站起來時，因為嚴重的暈眩而癱倒在地。這時候她開始產生幻覺，根據亞麗珊卓後來回想，當時在她眼中的一切都像是蜘蛛絲編織出來的。

看見妻子痛苦的模樣，保羅平靜地表示會找人幫忙。但他沒有叫救護車，而是打電話給當地的家庭醫生，而正如他先前已經確認的，對方恰好出城了。這對保羅來說是好消息，因為他根本不想要醫生治療妻子。為了進一步加強他的不在場證明，保羅在答錄機上留下一則聽起來很緊急的留言，要求醫生盡快前來。

保羅的精心規畫就是從這裡開始出錯的，他的留言意外被當晚值班的代班醫生聽見。醫生一到阿古特家，立刻看出亞麗珊卓的情況緊急，可能是因為吃或喝了什麼而中毒，於是馬上叫救護車把亞麗珊卓送醫。醫護人員抵達時，詢問亞麗珊卓最後吃或喝了什麼東西，她指了指椅子旁邊小桌子上那杯喝了一半的琴湯尼，於是醫護人員不僅拿走那一杯，還拿走一瓶（加料的）喜互惠奎寧水。雖然亞麗珊卓的嚴重症狀已經出現一段時間，但是可能因為她沒有喝光整杯琴湯尼，最後救了自己一命。

整個週末總計有八人送醫，並被診斷為阿托品中毒。這些彼此看似毫無關聯的中毒受害者和亞麗珊卓之間有什麼共通點？結論是，所有受害者都在同一家喜互惠超市購買奎寧水。警方推論是某個瘋子在奎寧水裡下毒，企圖勒索這家超市。這時候保羅繼續維持表面形象，接受媒體採訪，侃侃而談他對妻子中毒的反應。保羅冷靜地表示，他無法理解怎麼會有人這麼做，並且哀傷地說：「我的妻子差點就被殺了。」還補充說：「我無法想像什麼樣的人會蓄意謀殺我的妻子（和其他人）未遂。」他懇求罪魁禍首盡快出面向警方自首——同時也知道自己就是警方正在尋找的人。

此時二十六歲的韋恩．史密斯（Wayne Smith）寫信給當地一家報社，聲稱自己就是下毒的凶手。此舉雖然正中保羅下懷，但他也高興不了多久，因為警方追查到這位男子，並進行審訊，卻發現史密斯根本不知道案件的任何細節，說不出有多少瓶奎寧水被汙染，因此很快知道此人與下毒案無關。

然而，當鑑識科學家測量所有收集瓶子裡的阿托品含量後，保羅的處境開始變得不妙。大多數瓶子裡的阿托品含量為十一到七十四毫克，但是阿古特家的那瓶奎寧水卻一枝獨秀，阿托品含量高達三百毫克。保羅太晚才意識到，他應該在救護人員抵達前先拿走妻子喝的那杯琴湯尼，或是用其他瓶阿托品含量較低的奎寧水取代。如果他這麼做，就不太可能會被懷疑是謀殺妻子未遂的凶手。事後調查確認，因為那杯調酒實在太苦，亞麗珊卓根本沒喝完，所以大約只攝食五十毫克的阿托品。

本案其他直指保羅的證據一一浮現，監視器的影像顯示，保羅在多人因中毒而受折磨的前幾天，曾經出現在那家喜互惠超市；可惜的是，監視器沒有拍攝到保羅真的把瓶子放回貨架上。然而值得注意的是，那天剛好有一位在超市打工的納皮爾大學學生負責補貨，他認識保羅，並且確實看到對方把幾瓶奎寧水放回貨架。面對警方提出的證據，保羅依舊厚顏無恥地表示，他當然有在店裡碰過那些奎寧水，因為就是在那裡為妻子購買奎寧水的。然而，阿古特家的奎寧水中的阿托品含量明顯高於任何其他瓶的事實，完全打臉他的說法。

一九九五年，保羅終於遭到逮捕，以謀殺妻子未遂的罪名受審。亞麗珊卓在整個審判過程裡始終堅信保羅是無辜的，認為丈夫沒有殺人的能力。儘管如此，保羅還是被判處謀殺未遂罪，法官在宣判時表示：「這是一起邪惡而狡猾的犯罪，不僅意圖殺死你的妻子，還造成民眾極大的恐慌、危險和傷害。」保羅最終被判處十二年徒刑。

保羅謀殺未遂的後續同樣值得一提，更凸顯事實往往比小說更離奇。保羅服刑期間被安排的同房獄友相當有意思——不是別人，正是假冒自己是奎寧水下毒事件凶手的史密斯。當史密斯的供詞被查明是詐欺後，他決定嘗試玩真的，之後在另一家喜互惠超市裡將除草劑放入成箱果汁後遭到定罪。

保羅服刑期間在監獄圖書館內工作，幫助其他囚犯學習閱讀。亞麗珊卓最後終於接受丈夫試圖殺死她的事實，並在保羅服刑期間和他離婚。當初讓保羅不惜殺人，也要雙宿雙飛的情婦邦索爾也拋棄了他，不想再與他有任何瓜葛。遭判十二年徒刑的保羅在二〇〇二年服刑滿七年後假釋出獄，已經五十八歲的他離開蘇格蘭，搬回德比郡與年邁的父母同住。值得一提的是，他出獄後曾一度在曼徹斯特大學（Manchester University）夜間部講課；教授的是哲學與醫學倫理。

阿托品的致死原理

阿托品作用於神經系統裡稱為副交感神經系統的部分，這部分的神經系統讓身體能夠「休息和消化」；相對於此，更廣為人知的是交感神經系統，與戰鬥或逃跑反應有關。不令人意外的是，這兩個系統依靠不同的化學神經傳導物質來穿越突觸間隙。副交感神經系統需要的神經化學物質是乙醯膽鹼。當我們坐下來吃飯時，副交感神經系統會刺激口腔產生唾液；當我們聞到特別美味的飯菜香時，會有典型的「垂涎欲滴」的感覺。同樣的神經系統會在我們的腸道深處，告訴胰腺釋放更多的消化酶來分解食物。當感到放鬆和舒適時，乙醯膽鹼會促使我們的心跳速度降低，因為我們進入了滿足狀態。

乙醯膽鹼的效果來自於，它的形狀能恰到好處地嵌入突觸遠端的受體，就像正確的鑰匙很容易放入適當的鎖一樣。因此，乙醯膽鹼被稱為促效劑（agonist，又稱為促進劑）。雖然只有正確的鑰匙才能放入鎖孔開鎖，但是其他形狀夠像的鑰匙可能也可以放進鎖孔，卻無法解鎖機制。討厭的是，錯誤的鑰匙經常會卡在鎖孔裡，使得正確的鑰匙無法使用。阿托品就是一種錯誤的鑰匙：看起來很像乙醯膽鹼，所以會與受體結合，卻無法啟動機制，還會阻止其他乙醯膽鹼進入並啟動受體。就生理上而言，阿托品是一種拮抗劑（antagonist）。如果阿托品存在，乙醯膽鹼負責傳遞的正常訊號就永遠無法向外傳遞，乙醯膽鹼原本應引發的所有效果，此時全部都會出現反效果。

副交感神經系統透過乙醯膽鹼刺激唾液分泌，當這項機制被阿托品阻斷時，口腔就會變得「非常乾燥」；過度口乾也會導致嚴重口渴，伴隨著吞嚥困難的症狀；眼淚也會乾涸，造成眼睛發癢和發紅。

乙醯膽鹼有助於收縮瞳孔，讓我們可以更輕鬆專注於眼前的東西，減少使用眼角餘光來掃視潛在的危險。阿托品會防止這種收縮發生，導致瞳孔放大，也就是義大利交際花最愛的效果；還會導致控制眼睛焦點的肌肉鬆弛，使受害者睜大眼睛和失明，成為名副其實的「睜眼瞎子」。

我們在消化食物時，血液通常會從皮膚轉移到腸道，好將身體吸收的營養物質帶到全身。當乙醯膽鹼的作用遭到阿托品阻斷時，皮膚的血管就會擴張，使膚色變得紅潤，受害者看起來「滿臉通紅」。

阿托品還會影響大腦神經，讓人口齒不清、語無倫次、無法直線行走，最終出現幻覺，通常類似醉酒或「瘋瘋癲癲」。阿托品引發的幻覺是視覺上的，非常逼真，通常會讓人看見蝴蝶、樹木、臉、蛇，甚至絲綢窗簾之類的東西；這一切都與麥角酸二乙胺（Lysergic Acid Diethylamide, LSD）等毒品引起的迷幻幻覺，形成鮮明對比。

最後，阿托品中毒還會影響人體控制體溫的能力，導致受害者「全身燥熱」。

乙醯膽鹼會讓心跳減慢（回想一下洛維的實驗），但阿托品會阻斷乙醯膽鹼的作用，因此心臟沒有接收到「減慢」訊號，心跳速度反而會逐漸加快，最終達到每分鐘一百二十到一百六十次。心跳不僅會變得非常快，還會開始變得不規律，甚至可能完全停止，導致心臟衰竭致死。阿托品引起的心跳加快，也會導致血壓嚴重升高，繼而造成腎臟和大腦的問題。

阿托品在體內發揮作用的速度，取決於攝入的方式。若將阿托品直接注射到血液中，幾分鐘內就能感覺到它發揮作用，但如果是加在食物或飲料裡，則可能會在十五分鐘內出現可見的效果。阿托品在體內的半衰期約為兩小時，意思是大約兩小時就可以將一半的阿托品排出體外，其中大約有五〇%會被腎臟直接過濾，並透過尿液排出，其餘則會被肝臟中的酶分解。即使如此，可能還是需要幾天的時間才能去除所有殘餘的阿托品，幻覺可能也會持續數小時之久。

另一種含有阿托品的茄科植物是曼陀羅（*Datura stramonium*），又名「魔鬼的圈套」（devil's snare）或「詹姆士雜草」（jimson weed），後者是以維吉尼亞州詹姆士鎮（Jamestown）命名。一六七六年，維吉尼亞殖民地總督派兵前往當地平定叛亂，有一些士兵在等待後援時，摘採當地植物的葉子，煮熟後加入飯菜食用。這種植物的致幻特性立即生效，士兵紛紛赤身裸體地坐在角落，像猴子一樣咧嘴傻笑，伸手要抓路人；還有些人會把羽毛吹到空中，或者對麥桿非常著迷。這些士兵最終都被關押接受治療，花費十一天的時間才從這場磨難中完全復原。

布坎南醫師、夫人和死貓

本書中反覆出現的主題之一，是一些對自己極有自信的醫師和科學家，相信他們所受的訓練與經驗能讓自己殺人於無形，不會像其他人一樣落網。一八九三年五月八日，卡萊爾・哈里斯（Carlyle Harris）醫師因為謀殺妻子的罪名，在紐約的星星監獄（Sing Sing Prison）遭電擊身亡。哈里斯選擇的毒藥是嗎啡，過量服用會抑制大腦活動，甚至導致呼吸停止。嗎啡過量導致的死亡，很容易和自然原因導致的死亡混淆（因此受到許多凶手青睞），但它確實會留下一個明顯的線索，嗎啡會讓瞳孔出現明顯的收縮，造成死者出現嗎啡過量的典型特徵：針狀瞳孔（pinpoint pupils）。哈里斯之所以會因為使用嗎啡下毒被捕並接受審判，部分原因就是法醫注意到受害者屍體出現瞳孔收縮。

哈里斯被處決後不久，另一位紐約醫師羅伯特・布坎南（Robert Buchanan）就確信哈里斯被捕是因為太無能。事實上，布坎南長期泡在酒吧酗酒，並且對任何願意傾聽的人（而那些人通常不想聽）大肆宣揚哈里斯多麼笨拙又無能。布坎南認為，要掩蓋嗎啡中毒根本輕而易舉，只要使用一種可以擴張瞳孔的藥物，即可消除嗎啡過量最明顯的症狀，就是阿托品。

布坎南在一八六二年出生於加拿大新斯科舍省（Nova Scotia）。一八八六年，他和妻女一起搬到紐約，展開新的醫療事業。從一個總人口大約為三萬一千人的加拿大省分搬到一個坐擁一百五十萬人口的城市，一定會有文化衝擊，但是布坎南充分利用大城市的優勢。布坎南表面上職業高尚，但在工作之外一點也不值得敬重：他酗酒，而且非常喜歡去妓院。他最喜歡光顧的妓院之一是由安娜・薩瑟蘭（Anna Sutherland）經營，布坎南也和對方有婚外情。不過，布坎南的運氣很好，無論是他的妻子、朋友、熟人，更重要的是他的病人，全都對他的課外活動一無所知。

然而正如許多婚外情一樣，真相很快就曝光了。一開始，布坎南表示薩瑟蘭只是他的病人，去看她是出於職業禮儀，不過布坎南的妻子完全不買帳，於是這對夫婦在一八九〇年夏天離婚了。就日後的發展來說，多虧離婚才讓她能安全下莊。

儘管一八九〇年代的紐約經濟風雨飄搖，但是布坎南提供醫療服務的客層大多來自上流社會，而他們對自己的醫師安插一位知名妓院老闆擔任櫃臺接待這件事不太滿意。比布坎南年長約二十歲的薩瑟蘭，此時被這位新歡迷住，於是更改遺囑，讓布坎南成為她遺產的唯一受益人。總是未雨綢繆的布坎南還說服薩瑟蘭買了一張五十萬美元的壽險保單，而他也再次成為唯一的受益人。

布坎南的病人受不了的，不只是櫃臺接待的妓院老闆身分，還有她粗俗和粗魯的態度，於是開始轉向其他醫師，留下來的那些病人也只是還沒找到新醫師而已。隨著收入減少，布坎南奢侈的生活方式讓他很快就要坐吃山空。薩瑟蘭似乎逐漸成為他的負擔，而布坎南對自己的智慧有著無比信心，對於如何解決這個問題胸有成竹。

一八九二年四月二十二日週五早上，薩瑟蘭吃完豐盛的早餐後覺得很不舒服，她的胃感到劇烈疼痛，根本站不起身。她躺在病床上時，熟識的麥金泰爾（McIntyre）醫師前來拜訪，發現薩瑟蘭極度痛苦，抱怨嚴重頭痛、呼吸困難。麥金泰爾醫師發揮最大的同情心和同理心，對她做出歇斯底里症的診斷，開立一種小型鎮靜劑。儘管如此，薩瑟蘭到下午還是覺得不適，有人看到這時候布坎南給她喝了幾茶匙的藥，而她抱怨這些藥幾乎苦到無法下嚥。

當天晚上七點，麥金泰爾醫師回來查看他的病人。此時薩瑟蘭已經陷入深度昏迷狀態，脈搏急促，呼吸極淺，皮膚又熱又乾。沒多久，薩瑟蘭就死了，死因可能是「腦中風」或腦出血。

布坎南的問題現在似乎迎刃而解，因為他繼承了薩瑟蘭的金錢和財產，還是大額壽險保單的受益人。坐擁巨額銀行存款，又甩掉一位粗俗櫃臺接待的布坎南，日子似乎開始平步青雲，甚至第一任妻子也同意再婚（顯然比大多數的妻子心胸更寬大）。

但事實開始逐漸浮上檯面，布坎南醉醺醺的吹噓和對哈里斯的蔑視，將回頭為他帶來麻煩。一位專門挖掘酒吧八卦的記者聽說布坎南的醉言醉語，起疑後開始挖掘真相。記者發現，在薩瑟蘭意外身亡前，布坎南有嚴重的財務問題，而且他還是薩瑟蘭遺產的唯一繼承人。記者聯繫警方，轉述他發現的一切，此案的疑點足以讓警方挖出薩瑟蘭的屍體進行解剖，並在肝臟和腸道發現足以致死的嗎啡含量。

警方如何判定薩瑟蘭身體組織中的嗎啡含量？讀者可能記得，調查巴洛太太的案件時，警方將從臀部提取的胰島素注射到老鼠身上，藉此判定死者體內的胰島素含量；類似的方法也被用來量化嗎啡含量，不過在這個案子裡的提取物是被注射到青蛙身上，以判定需要多少提取物才能殺死青蛙。儘管在薩瑟蘭的體內發現致命的嗎啡含量，但嗎啡中毒的一個關鍵要素，也就是收縮的針狀瞳孔並未出現在屍體上。薩瑟蘭究竟是真的死於腦出血，還是布坎南真如他所吹噓的，找到能掩蓋嗎啡過量症狀的方法？

無論這個案件的是非曲直，布坎南還是遭到逮捕，並以一級謀殺罪遭到起訴。這場審判引起轟動，也是美國第一次由檢方提出法醫證據的審判。辯方主張沒有證據顯示薩瑟蘭是死於嗎啡過量，因為她的瞳孔又大又圓，但是檢方反駁這種說法，檢方將一隻流浪貓帶上法庭，在陪審團面前，當場用致命劑量的嗎啡殺死這隻可憐的貓，令人不忍卒睹又難以移開目光。（這隻貓對這些誇張的法庭攻防到底有何想法不得而知。）當檢方掀開死貓的眼瞼時，死於嗎啡過量的標準針狀瞳孔清晰可見，接著將阿托品慢慢滴入這隻動物的眼睛，於是在眾目睽睽之下，這隻貓的瞳孔緩慢但無庸置疑地逐漸放大，直到完全擴張為止。

布坎南在酒吧侃侃而談，表示可以用阿托品來掩蓋嗎啡中毒的效果，這個理論此時已經被證明是真的；對他來說，不幸的是這是在陪審團面前被證明的。一八九三年四月二十五日，陪審團做出有罪的判決，並且不建議從寬量刑。布坎南毫無選擇餘地遭到法官判處唯一死刑。

儘管布坎南曾說哈里斯是無能的蠢蛋，但他生前的最後幾天也過得和哈里斯非常相似。他在警方的森嚴戒護下，被送往星星監獄等待處刑。窮盡所有上訴手段後，布坎南慢慢明白，到頭來他也沒有比哈里斯聰明多少。從牢房走到電椅前短短二十碼（約十八公尺）的路上，布坎南神情冷漠，沉默不語。電極和束帶在布坎南的身上放置完畢後，州政府電工接到關閉開關的訊號。兩分鐘後，布坎南就死了。

索茲斯柏立蘇聯間諜毒殺案

雖然保羅企圖用阿托品毒死妻子，而布坎南醫師也使用阿托品避免被發現謀殺妻子，但值得注意的是，阿托品也可以用來治療更致命的神經性毒物中毒。這些致命物質可以是「塗」在門把或其他固體表面的液體形式，經由受害者的皮膚被吸收；也可以是氣體，經由肺部被吸收。無論以何種管道進入人體，這些神經性毒物一旦進入體內，都會以相同的方式造成傷害。我們在前面已經看過，到達受體的乙醯膽鹼太少時會發生的問題，但是過多乙醯膽鹼造成的過度刺激，同樣可能會致命。

當神經末梢釋放乙醯膽鹼並穿越突觸，結合且啟動受體後，身體必須迅速分解乙醯膽鹼，防止訊號變得太過強烈。有一種酶專門分解乙醯膽鹼，名稱恰如其分：乙醯膽鹼酯酶（acetylcholinesterase），只需八十微秒（八千萬分之一秒）就能降解乙醯膽鹼的每個分子。神經性毒劑會攻擊乙醯膽鹼酯酶，使它失去作用，破壞它分解乙醯膽鹼的能力。同時，神經末梢會繼續釋放乙醯膽鹼，導致乙醯膽鹼大量累積，一次又一次地觸發受體，直到目標器官最終出現失去正常功能為止。

這會對暴露於神經性毒劑的受害者造成什麼影響？比方說，我們知道在休息時，少量的乙醯膽鹼有助於減慢心跳速度；但是隨著大量的乙醯膽鹼不斷轟炸受體，心跳速度會驟降，造成危險。過量的乙醯膽鹼會導致汗水、眼淚和唾液產生過多，唾液會多到看起來彷彿口吐白沫；出汗量之大會經常讓受害者的衣服被浸濕。此外，正常的肺部和氣管的液體分泌不多，只要維持濕潤但暢通的狀態就可以，但是此時過量的體液會導致受害者可能開始在自己的分泌物中出現溺水的症狀；噁心和嘔吐，頭痛後的抽搐、失去意識與昏迷的症狀也會一起出現。如果受害者在暴露於神經性毒劑後沒有立刻接受治療，存活機率極低。治療神經性毒劑的唯一方法相當出人意料，這種藥物本身具有致命性，但是如果用來治療暴露於神經性毒劑的受害者，就會變得非常有效，正是阿托品。

阿托品這種致命的化學物質，居然是能讓人免於因另一種毒物身亡的解毒劑，這可能會讓人感到相當意外。事實上，阿托品被用來治療一九四〇年代發明的一群化學物質——有機磷（organophosphates），也只是最近的事。有機磷化合物最初是為了製造殺蟲劑而開發，後來被進一步發展成為史上最致命的化學物質之一，產物包括VX和VR神經毒氣，以及沙林（sarin）與諾維喬克（Novichok）。

謝爾蓋．斯克里帕爾（Sergei Skripal）是格魯烏（GRU，俄羅斯軍情局）上校，派駐在西班牙馬德里期間，接受英國軍情六處（MI6，祕密情報局）招募，成為雙面間諜。在罹患糖尿病後，斯克里帕爾被重新調回莫斯科的軍情局總部，並在這段期間將三百位俄羅斯情報員的身分洩漏給英國情報單位。不幸的是，臥底在軍情六處的俄羅斯間諜已經提醒俄羅斯軍情局高層注意他的間諜活動。二〇〇四年十二月，斯克里帕爾在家門外被捕，在非公開的軍事法庭受審，最終定罪為擔任間諜的嚴重叛國罪。斯克里帕爾被剝奪軍銜和勛章，判處十三年徒刑，關押在戒備森嚴的拘留所。

俄羅斯的監獄裡關押為英國政府工作的雙面間諜斯克里帕爾；同時，美國政府也已經找出好幾位俄羅斯臥底情報員，並以間諜的罪名將他們關押在美國戒備最森嚴的監獄裡。俄羅斯當然希望他們的間諜被釋放，而英國則希望斯克里帕爾回到他們身邊。英國、俄羅斯和美國政府之間的外交陰謀，導致一個非常適合出現在冷戰間諜小說家約翰．勒卡雷（John Le Carré）作品中的事件。

二〇一〇年七月九日，一架載運十名俄羅斯情報員的美國飛機降落在維也納國際機場。迎接這些間諜下機的是俄羅斯人。經過縝密安排的是，美國飛機在維也納一落地，載著斯克里帕爾的俄羅斯飛機也會降落在英國布萊茲諾頓（Brize Norton）的皇家空軍基地。[6] 斯克里帕爾現在和他在英國的負責人員一起安全回來了，在軍情六處進行緊湊的彙報後，最終在英格蘭南部的索茲斯柏立（Salisbury）市安頓下來，希望在那裡度過餘生，遠離間諜生活。然而，他的過去終究還是陰魂不散。

二〇一八年三月四日下午稍早，斯克里帕爾和三十三歲的女兒尤利婭（Yulia）走出家門。關上門後，兩人散步到磨坊（Mill）酒吧喝一杯，再前往一家義大利餐廳吃午飯。離開餐廳後不久，斯克里帕爾和女兒開始感覺一陣噁心，視力也變得模糊，彷彿吃壞肚子。兩人決定先休息一下再回家，於是在附近的購物中心坐下，等待噁心感消退。

下午四點十五分，警方接到電話，表示有兩人昏迷不醒地倒在長凳上。目擊者指出，尤利婭兩眼發直，目光失焦，口吐白沫；斯克里帕爾則全身僵硬，下巴和衣服沾滿殘餘的嘔吐物。斯克里帕爾和尤利婭似乎都沒有明顯的外傷，但情況顯然很糟糕。救護車將父女倆送往索茲斯柏立地區醫院（Salisbury District Hospital），但是到院後仍然昏迷不醒，情況危急。

醫務人員起初懷疑斯克里帕爾父女是類鴉片藥物過量，於是朝著這個方向治療，卻成效不彰。斯克里帕爾父女其實遭受更可怕毒害的第一個線索，是隸屬當地警方的貝利（Bailey）巡佐，也是第一個發現斯克里帕爾父女倒地的人，隨後也因為類似卻不那麼嚴重的症狀送急診，症狀包括眼睛發癢、皮膚出疹和哮喘，於是大家開始擔心在加護病房裡那兩名失去意識的人，可能會成為某種流行病的頭兩名患者。當警方得知斯克里帕爾以前是俄羅斯間諜和雙面間諜時，調查便有了突破。

醫療團隊現在知道斯克里帕爾父女身上的種種症狀，正是有機磷中毒的典型跡象——這是神經性毒劑中的有毒物質。醫護人員立刻使用阿托品治療兩人，阿托品能夠結合並阻擋在突觸後的乙醯膽鹼受體，防止過量的乙醯膽鹼造成致命的過度刺激。兩位患者當時都處於昏迷狀態，需要用呼吸器來維持呼吸，並防止腦部受損。現在能做的，就是等待他們的身體降解乙醯膽鹼，清除體內的神經性毒劑。

醫療團隊確信斯克里帕爾父女是遭人下毒，於是聯繫附近隸屬英國政府，專門研究化學武器及相關偵測與治療的波頓當（Porton Down）實驗室。實驗室裡的專家化驗斯克里帕爾父女的檢體，確定他們接觸到一種名為「諾維喬克」（俄文為Новичóк，意為「新來者」或「初學者」）的化學物質，是蘇聯在一九七〇年代到一九八〇年代開發的多種神經性毒劑之一。諾維喬克的出現，立刻讓俄羅斯政府成為頭號嫌犯，但是俄羅斯總統弗拉迪米爾・普丁（Vladimir Putin）否認與這起中毒案有任何關聯，甚至辯稱：「如果俄羅斯打算要暗殺雙面間諜和他的女兒，他們現在早就已經死了！」但是沒人認真看待他撂下的這些狠話。

可能是因為年輕或接觸的神經性毒劑較少，尤利婭比她的父親更快恢復健康，並在警方保護下出院。尤利婭在後來的採訪中表示，在「昏迷了二十天後醒來，聽到我們遭人下毒的事」，讓她萬分訝異。她出院後，父親的病況依舊危急，多昏迷了一個月。恢復意識後，他繼續住院三個月，並在出院後前往一個祕密地點，接受警方保護。

儘管所有諾維喬克中毒者現在都已經出院，但他們一開始究竟是如何中毒的，依舊成謎。

不過，罪魁禍首終究難逃法網。二〇一八年三月二日，亞歷山大・彼得羅夫（Alexander Petrov）和魯斯蘭・波希羅夫（Ruslan Boshirov）使用俄羅斯軍情局提供的護照，從莫斯科抵達倫敦蓋特威克機場（Gatwick Airport）。彼得羅夫和波希羅夫都是軍情局上校，住在倫敦東區的城市住宿飯店（City Stay Hotel）。兩天後，他們搭乘火車前往索茲斯柏立，並且被附近的閉路監視器拍到他們在斯克里帕爾家的大門上噴灑神經性毒劑液體。那天斯克里帕爾和女兒在關門時，就接觸到這種毒藥。任務完成後，彼得羅夫和波希羅夫搭火車返回倫敦，前往希斯洛機場（Heathrow Airport）搭機回到莫斯科。彼得羅夫和波希羅夫遭到起訴，但後來證明這兩個名字也是化名，他們其實是亞歷山大・米什金（Alexander Mishkin）博士與阿納托利・切皮加（Anatoliy Chepiga）上校，都是斯克里帕爾過去任職的俄羅斯軍情局成員。儘管英國政府確信手上有足夠的證據指控兩人共謀謀殺，但兩人堅稱他們只是遊客，無端被捲入超出能力的事。英國政府考慮是否針對兩人提出引渡請求，但是官員認為此舉根本毫無意義，因為普丁很有可能會拒絕。事實上，普丁已經在記者會上表示彼得羅夫和波希羅夫都是無辜的，而且已經找到真正的罪魁禍首，正在等他們自首。

諾維喬克事件的最後兩個受害者，是查理．羅利（Charlie Rowley）和丹恩．史特吉絲（Dawn Sturgess）。羅利在索茲斯柏立市中心附近的一個慈善垃圾箱發現一個昂貴的香水盒，他欣喜萬分，心想這份禮物一定會讓伴侶史特吉絲很開心。盒子裡裝著一瓶妮蓮娜麗姿（Nina Ricci）的「曙光」（Premier Jour）香水，但裡面裝的是其實是諾維喬克，當初它就是這樣被帶到斯克里帕爾家，並且最終噴到門上。然而，史特吉絲卻用這個瓶子直接將致命的化學物質噴灑在手腕上，此舉可能讓她接觸的劑量達到斯克里帕爾父女的十倍。史特吉絲在八天後去世，成為一場離奇暗殺計畫牽連的受害者。

古老毒藥化身為現代解毒劑

羅馬人是使用毒藥解決私人恩怨和進行政治謀殺的大師，在西元一世紀的羅馬，使用顛茄等毒物的謀殺案屢見不鮮，甚至必須通過法令，明定禁止在家中下毒。以「統治階層只要讓我們有麵包吃，耍猴戲給我們看就夠了」一語而聞名的羅馬諷刺作家尤維納利斯（Juvenal），也曾談到顛茄的致命性，並指出顛茄漿果的汁液深受希望擺脫討厭丈夫的妻子青睞。到了保羅決定謀殺妻子的時代，阿托品的謀殺效果已經獲得兩千多年的實證，他認為這就是一個徵兆，代表自己也可以使用阿托品來解決問題。

不過，儘管有這段駭人聽聞的歷史，阿托品在現代醫學中仍有用途。雖然被用於治療被神經性毒劑謀害的間諜聽來驚心動魄，但是阿托品也被一般醫院用於控制心律，尤其是治療那些心律過低，甚至停止跳動的患者；還能用於減少手術前的唾液和氣管分泌物，防止液體進入肺部，引發肺炎。一種曾經只是毒藥的東西，現在已經改頭換面成為治療藥物。在下一章中，我們將研究一種原本被當作補品，最終卻成為世界上最麻煩毒藥之一的藥物。

Chapter 3

番木鱉鹼和蘭貝斯毒師

番木鱉鹼是一種很好的補藥，肯普，可以讓人不再萎靡。

——赫伯特・喬治・威爾斯（Herbert George Wells），《隱形人》（*The Invisible Man*），一八九七年

《隱形人》、《驚魂記》和福爾摩斯

像番木鱉鹼（strychnine）這種人盡皆知的毒藥，居然曾經一度被視為補品和興奮劑，似乎令人匪夷所思，但在二十世紀初之前，大眾確實是這麼認為的。在威爾斯的小說《隱形人》裡，主角格里芬（Griffin）博士「發現番木鱉鹼非常有益」，威爾斯寫道：「格里芬有點崩潰，他開始做惡夢，對自己的工作失去興趣。但他吃了一些番木鱉鹼後，就覺得自己精力充沛。」

番木鱉鹼的好處似乎說不完：心理學家卡爾．萊斯利（Karl Lashley）發現番木鱉鹼能加強田鼠學習穿越迷宮的能力；幫助馬拉松選手湯瑪斯．希克斯（Thomas Hicks）在一九〇四年獲得奧運金牌；醫學生在複習考試時也會使用番木鱉鹼提神；[1]甚至阿道夫．希特勒（Adolf Hitler）的著名事蹟之一，就是在德軍於史達林格勒戰役失敗後，服用番木鱉鹼來振奮精神。

然而，番木鱉鹼也有黑暗面的用途，流行文化裡對它有越來越多的凶險描述也反映這一點。在亞瑟．柯南．道爾（Arthur Conan Doyle）的小說《四簽名》（*The Sign of Four*）中，夏洛克．福爾摩斯（Sherlock Holmes）的忠實夥伴華生（Watson）醫師，從受害者臉上不尋常的扭曲表情，推斷出死因是番木鱉鹼。在大銀幕上，阿爾弗雷德．希區考克（Alfred Hitchcock）也在《驚魂記》（*Psycho*）中安排諾曼．貝茲（Norman Bates）用番木鱉鹼毒死母親，然後抓著菜刀衝過浴簾。更近期的則是恐怖小說作家史蒂芬．金（Stephen King）在二〇一四年出版的小說《賓士先生》（*Mr. Mercedes*）中，也徵召番木鱉鹼出場。

克莉絲蒂在偵探小說處女作《史岱爾莊謀殺案》（*The Mysterious Affair at Styles*）裡就運用了番木鱉鹼，這是她最喜歡的毒藥。克莉絲蒂對番木鱉鹼中毒影響的描述極為精確，甚至使得《藥學期刊》（*The Pharmaceutical Journal*）對這部小說發表評論：「這部小說具有罕見的優點，就是內容正確——事實上，因為寫得太好了，我們差點就相信作者受過專業的藥學訓練。」[2]

為什麼會有這麼多作家選擇在小說裡寫到番木鱉鹼？很有可能是因為番木鱉鹼中毒事件多如過江之鯽，並且有大量的文件記載。涉及番木鱉鹼的刑事案件數量確實名列前茅，在前十大毒藥中排名第三，僅次於砷和氰化物。

番木鱉鹼的故事

番木鱉鹼與阿托品（參見第二章），以及咖啡因、尼古丁，甚至古柯鹼一樣，都是植物生物鹼，上述這些化合物都是有苦味的化學物質，通常會出現在植物不想被食用的部位。諷刺的是，人類卻窮盡一切辦法採收這些植物，想要盡可能大量收集這些生物鹼。番木鱉鹼來自馬錢子屬（*Strychnos*）的植物；這是生物分類學大師卡爾．林奈（Carl Linnaeus）在一七五三年創造的詞彙。雖然所有馬錢子屬的物種裡都存在番木鱉鹼，但馬錢子（*Strychnos nux vomica*）中的含量最高，這個拉丁文學名聽起來比它的英文俗名「亞洲嘔吐豆樹」（Asian vomit button tree）科學多了。馬錢子樹是一種常綠植物，原生於印度、斯里蘭卡、西藏、中國南部和越南。雖然這種樹在亞洲很普遍，但是這些地區很少有用它作惡的故事，這反映的到底是當地民眾真的不願意使用番木鱉鹼來謀殺，或者只是缺乏相關文獻紀錄，目前還不得而知，但番木鱉鹼在亞洲的用途，主要是撲殺老鼠之類的有害動物。

番木鱉鹼是在各國船舶開始和世界其他地方進行貿易活動時，進入歐洲市場。所有的船上都有老鼠，而水手不喜歡老鼠吃掉食物或傳播疾病，番木鱉鹼便因此成為商船之間流行的囓齒類動物控制解決方案。到了一八〇〇年代後期，每年進口到倫敦的馬錢子種子將近五百公噸，其中大部分都用來毒死田鼠與老鼠等有害動物。雖然很難從藥劑師那裡購買到番木鱉鹼，但一般大眾還是能用三便士和六便士的價格買到袋裝的「害蟲殺手」（Vermin Killer）。

好管家的害蟲殺手是由麵粉、煤灰和番木鱉鹼混合製成，塗抹在麵包或乳酪上，接著放在廚房地板上過夜。番木鱉鹼可以迅速有效地對付囓齒動物，經常能看見老鼠和田鼠直接死在毒藥附近。一八九七年出版的《醫學法理學手冊》（*Manual of Medical Jurisprudence*），由阿爾弗雷德・斯溫・泰勒（Alfred Swaine Taylor）撰寫，書中對害蟲殺手的評論是：「這些粉末是毒殺的沃土，無論是意外還是蓄意；它們被無知的人公開賣給更無知的人，並被大量用於自殺。」由於番木鱉鹼如此普遍地以「害蟲粉」（Vermin Powders）的名義銷售，就算買家確實有殺人意圖，購買時依舊不會引起任何關注。

害蟲粉的使用不僅限於消滅嚙齒動物，還被廣泛用於撲殺流浪貓狗。作家亨利・F・藍道夫（Henry F. Randolph）就是為此購買，他在一八九二年五月買了一些番木鱉鹼，打算用來毒殺一隻煩人的貓。就像十九世紀所有理智的作家一樣，他選擇把毒藥放在床邊的抽屜裡，而不是放在外面的花園棚架上，並且用一個標示著「毒藥」的容器裝著。有一天晚上，藍道夫醒來，決定服用一劑奎寧，這是另一種苦生物鹼。而在一片黑暗裡，他一點也不令人意外地誤拿起番木鱉鹼吃了一些；三個半小時後，他死了。這麼說應該不會有人有異議：這個故事帶給我們的教訓是，把毒藥放在床頭櫃並不是最明智的行為。

番木鱉鹼和所有植物生物鹼一樣都有苦味。事實上，番木鱉鹼聲名大噪的原因之一，就是它是人類已知的最苦物質，所有其他苦味都是以它為基準做出相對排序。[3]另一種以苦味著稱的植物生物鹼，就是上一章提到的奎寧，目前已被用於治療瘧疾和腿部抽筋。拿破崙時代的法國醫師用有點奇怪的邏輯做出假設：如果奎寧是一種苦澀的白色粉末，並且在醫學上是有用的，其他同樣是白色又嘗起來苦澀的粉末，也都必然是有益的，這種邏輯肯定了番木鱉鹼可以像奎寧一樣治療羅患各種疾病（包括瘧疾）的患者。還好醫界很快就意識到，用這種方法來尋找藥物並不像一開始想像的那麼有效，為這種用隨機白色粉末治療所有疾病的做法劃下句點，數十位法國病患也撿回一命。

蘭貝斯毒師

一八九一年，維多利亞時代的倫敦逐漸從開膛手傑克（Jack the Ripper）的恐怖陰影中恢復過來。上一次開膛手謀殺案發生在一八八九年，至今已過了三年，倫敦的生活正在恢復某種形式的正常——直到在蘭貝斯區（Lambeth）的街道上發現一具女屍為止，受害者是從事性工作的十九歲女孩愛倫・唐沃絲（Ellen Donworth），是開膛手傑克回來了嗎？還是出現一個以夜歸女性為獵物的新殺人魔？

蘭貝斯區的妓女生活很辛苦，儘管收入是擔任家庭幫傭或在工廠工作的十倍或十二倍，但是她們的日子過得骯髒、殘酷而短暫。蘭貝斯的妓院很少，因此這些女性不是在自己家中，就是在街上進行交易，造成她們很容易受到暴力嫖客攻擊。唐沃絲放棄在瓶子上貼標籤的工作，成為妓女。一八九一年十月十三日，唐沃絲收到自稱弗雷德（Fred）的男性寫的一封信，要求她在附近的約克飯店（York Hotel）見面。弗雷德原來是一個非常有魅力的紳士，穿著絲綢襯裡斗篷並戴著絲綢禮帽，拄著一根金頂拐杖。唐沃絲對他的印象很好，認為這位紳士很有錢，希望他能成為常客。那天晚上七點左右，她在告別弗雷德後離開旅館。

幾分鐘後，唐沃絲發現自己不太能走路，而且胃痛得不得了。一個朋友在路上發現她，以為她喝醉了——但她其實是受到比酒精更歹毒的東西影響。她被帶回家，在床上休息，全身開始可怕的抽搐，肌肉同時收縮，導致她的背部可怕地拱起。唐沃絲一邊痛苦尖叫，一邊告訴房東太太，「一個高個子、鬥雞眼，戴著絲綢帽子，有著濃密絡腮鬍」，名叫弗雷德的男子給她一瓶淺色液體，她喝了兩口。唐沃絲痛苦不堪，被計程車送往醫院，但在途中死亡。驗屍結果顯示，她的胃裡有大量的番木鱉鹼。

音樂廳在十九世紀中葉的英國是很受歡迎的娛樂場所，民眾可以在此欣賞各種表演，無論是戲劇、雜技、喜劇及當時的流行（有時挺淫穢的）歌曲都應有盡有，當時最宏偉的音樂廳是阿爾罕布拉宮（Alhambra）和聖詹姆斯宮（St. James）。不過，維多利亞時代音樂廳還有另一個不體面的用途，就是妓女會在這裡拉客。唐沃絲去世一週後，弗雷德和另一位妓女路易莎・哈葳（Louisa Harvey）一起出現在阿爾罕布拉宮。看了一晚演出後，弗雷德帶哈葳去蘇活區（Soho）的一家旅店過夜。隔天早上，兩人約好當天晚上八點碰面，弗雷德要拿一些藥給她治療額頭上的痘痘。在約定的時間，弗雷德和哈葳在查令十字地鐵站的入口對面會合，兩人先在附近的一家酒吧喝了幾杯酒，再沿著泰晤士河旁的堤岸（Embankment）人行道散步。兩人一邊走，弗雷德一邊從背心口袋裡，拿出兩顆用薄紙包裹的白色藥丸，要哈葳當場吞下。確定哈葳已經把藥吞下後，弗雷德就轉身消失在倫敦的夜色裡。

接下來幾個月裡，弗雷德似乎消失了，但他會回來再奪走兩人的性命。一八九二年四月十一日，住在斯坦福德街的兩位女性——二十一歲的愛麗絲．瑪許（Alice Marsh）和十八歲的艾瑪．施薇爾（Emma Shrivel），在家裡與一位剛認識的男性一起吃鮭魚罐頭。後來其中一個女孩被發現口吐白沫，而她的室友則躺在床上痛苦呻吟。有人問她們先前發生什麼事，她們說自己吞下那個訪客給的藥丸。為什麼她們會吃下陌生人給的藥？她們透露對方不是陌生人：他是一位醫師。這兩位女性在極度痛苦中扭動幾個小時後死亡。

已知有三位妓女可怕地被毒死，第四位消失得無影無蹤，凶手仍然逍遙法外，雖然他的身分依舊未知，但是媒體已經為他取好名字：「蘭貝斯毒師」（The Lambeth Poisoner）。

儘管倫敦媒體尚未發現此事，但這個凶手在大西洋的另一端，已經被指認出是一名用毒謀殺和執行墮胎者。湯瑪斯．尼爾．克里姆（Thomas Neill Cream）是蘇格蘭移民，一八七六年畢業於蒙特利爾的麥吉爾大學（McGill University），獲得醫學榮譽學位。憑藉著高於平均水準的智商、帥氣的外表和過人的魅力，他總是極受女性歡迎。在麥吉爾大學就讀時，克里姆與弗蘿拉．布魯克斯（Flora Brooks）有一段火熱的戀情，她也因此懷孕。與其走上未婚懷孕一途，克里姆決定自己動手墮胎，而過程中差點害死對方。弗蘿拉的父親萊曼．亨利．布魯克斯（Lyman Henry Brooks）是一位富有的飯店經營者，對克里姆對待女兒的方式並不苟同，還用槍逼迫克里姆娶她，藉此挽救女兒的名譽。一八七六年九月十一日，克里姆履行與弗蘿拉結婚的義務，卻毫無真心；隔天，克里姆立刻離開這個國家，搭船前往英國，在倫敦的聖湯瑪斯醫院附設學校（St. Thomas's Hospital School）進修研究生課程。

克里姆在倫敦不太成功，他未能獲得皇家外科醫學院成員（Member of the Royal College of Surgeons, MRCS）證書，因此轉學到蘇格蘭愛丁堡的皇家醫師和外科醫師學院（Royal College of Physicians and Surgeons），最終在此獲得執業資格。克里姆有一位年輕的醫學院同學名叫亞瑟，當克里姆最後因為連續殺人犯的罪名而惡名遠播時，這位全名亞瑟．柯南．道爾的亞瑟則會用筆下將罪犯繩之以法的福爾摩斯而聲名大噪。

在愛丁堡就學期間，克里姆收到妻子生病的消息，於是慷慨地寄了一些藥物給對方。不久後，克里姆太太就去世了。根據報導，她的死因是衰弱（肺結核）。然而後續事件顯示，她其實是死於服用丈夫給的毒藥。

在克里姆獲得愛丁堡行醫執照後不久，他的一個病人就去世了。一八七九年，一位年輕孕婦走進克里姆的辦公室，接下來發生了什麼事，外界永遠不會知道，但她下一次出現時，就是被發現死在辦公室後面的一個棚子裡，死因是哥羅芳（chloroform）過量。儘管克里姆逃過因謀殺罪遭起訴，但是外界已經對他的無能和瀆職質疑，他的名聲一敗塗地，因此判斷橫越大西洋返家才符合自己的最大利益。

一八七一年十月，芝加哥遭到一場大火肆虐，造成約三百人死亡，超過三平方英里（約七．八平方公里）的建築物被燒毀。當克里姆在八年後抵達芝加哥時，這座城市開始因為移民湧入而恢復活力並重建。克里姆在這座城市的紅燈區附近開業，知道為當地的妓院進行墮胎能讓他賺到快錢。到了一八八〇年，克里姆的勾當在紅燈區已經廣為人知。

公道地說，當時大多數的墮胎都是以更像屠宰的方式進行，而不是用藥物進行流產。許多患者在拙劣的手術後因為失血過多而死，或是因為手術器械骯髒而遭受致命感染。大家都知道克里姆的墮胎手術是由一位非裔美籍的助產士擔任助手，她叫做哈蒂．梅克（Hattie Mack），某日卻突然神祕失蹤。她的朋友起疑而報警，警方搜索梅克的房間，發現一具腐爛的屍體，死者是年輕的妓女瑪麗．安．福克納（Mary Ann Faulkner），死因似乎是失血過多。梅克試圖逃跑，但最後還是被警方抓到；不過警方真正追捕的對象是克里姆，於是說服梅克提供不利克里姆的證據，換取對她的從寬量刑。梅克打定主意要保住性命，於是非常樂意向警方提供任何他們想要的資訊，還告知克里姆醫師光是在一家妓院就進行多達十五次墮胎，還吹噓曾進行至少五百次墮胎。

這一次，克里姆被逮捕了。不過，儘管警方試圖對他提出罪證確鑿的指控，但克里姆卻說服法醫，福克納的死其實是梅克要負責，畢竟福克納的屍體是在梅克的公寓裡被發現的。此外，陪審團又怎麼可能聽信一個人盡皆知會協助墮胎的女性助產士的證詞，認為這位迷人又彬彬有禮的克里姆醫師有罪呢？克里姆最終獲判無罪。

諷刺的是，克里姆謀殺這麼多女性都能逍遙法外，最終卻因為殺害一位男性而鋃鐺入獄。

一八八一年，六十一歲的丹尼爾．斯托特（Daniel Stott）擔任芝加哥西北方七十英里（約一百一十三公里）處，花園草原鎮（Garden Prairie）的芝加哥和西北鐵路站務人員。與斯托特同住的是三十三歲的年輕妻子茱莉亞（Julia），和十歲的女兒蕾薇兒（Revell）。斯托特大致上過著舒適的生活，但是容易癲癇發作，健康也每況愈下。不過，芝加哥那邊突然傳出消息，有個名叫克里姆的醫師提出一種美妙又「萬無一失」的癲癇療法，於是斯托特搭乘火車前往芝加哥拜訪克里姆，領取對方開立的專利新藥。這個處方究竟能否真的緩解他的症狀不得而知，但斯托特倒是對克里姆心悅誠服，每當藥物吃完時，就會讓妻子去芝加哥拿藥。克里姆很快讓茱莉亞神魂顛倒，開始一段乾柴烈火的外遇。

一八八一年六月十一日週六早上，斯托特在妻子登上前往芝加哥的火車去找克里姆時和她吻別。隔天，茱莉亞帶著珍貴的藥物回來，並為丈夫準備了一劑。約翰．埃奇科姆（John Edgecomb）是一個鐵匠，也是斯托特的摯友，他在茱莉亞準備丈夫的藥物時剛好前來。埃奇科姆後來作證表示，他「眼睜睜地看著斯托特進入抽搐狀態並死亡，而他的妻子依然不為所動，不願叫醫師。」儘管如此，斯托特的死並未引起什麼騷動，因為他已經生病一段時間了。葬禮如期進行，身穿黑衣的寡婦恰如其分地在墓園哭泣。

克里姆似乎又逃過謀殺的罪名，但是他卻表現出令人吃驚的傲慢，居然發出一封電報給地方檢察官，暗示斯托特不是自然死亡，而是死於番木鱉鹼中毒。克里姆在發送電報後，還寫信給法醫，要求挖出斯托特的屍體並進行驗屍。檢警將斯托特服用的藥物用在流浪狗身上進行測試，證明那是致命毒藥，於是展開全面調查。法醫團隊判定斯托特死於謀殺，顯示不僅他的遺孀涉及此案，克里姆醫師也牽涉其中。

在審判中，茱莉亞宣稱自己是無辜的，她不知道這種藥是毒藥。她進一步作證，「克里姆醫師告訴我，他有一個計畫，打算毒害民眾，藉此控告芝加哥的一些藥房，但是我不認為他會毒死丹（我的丈夫）。」

克里姆漠然地為自己辯護，否認所有指控，堅稱自己完全清白：「我堅信斯托特夫人殺死了她的丈夫，」克里姆宣稱，「斯托特先生在去世前一段時間曾來找我，告訴我他的妻子和另一位男性有犯罪關係，並且請我幫忙。斯托特太太下次來芝加哥時，我把她丈夫說的話告訴她。她大發雷霆，尖叫著說：該死的傢伙，我會給他一劑能治好他的藥！」在最後的辯論中，克里姆只顧著看報紙，偶爾微笑抬頭看看陪審團。

陪審團只花了三個小時的審議時間，就認定克里姆的謀殺罪名成立。茱莉亞在同意為檢方作證後獲釋。法官判處克里姆醫師在伊利諾州的喬利埃特監獄（Joliet Prison）「度過餘生」。審判結束幾個月後，斯托特的墳前出現一座新墓碑。斯托特生前是柏維迪爾共濟會（Belvidere Masonic Lodge）的成員，因此很快就有謠言指出，是共濟會成員趁著黑夜豎立這座墓碑。墓碑上刻著：「斯托特於一八八一年六月十二日去世，享壽六十一歲；遭他的妻子和克里姆醫師毒死。」

雖然克里姆被判處無期徒刑，但他不會永遠在美國監獄裡受苦。一八九一年，僅僅十年後，伊利諾州州長約瑟夫．W．菲弗（Joseph W. Fifer）便將克里姆的刑期減為十七年，代表克里姆幾乎可以立刻出獄。後來有人主張，州長是因為收賄才減輕克里姆的刑期，並讓他隨後獲釋。克里姆在父親去世後，繼承一萬六千美元的遺產，大約相當於今天的四十萬美元。有鑑於伊利諾州和芝加哥政界的貪腐狀況（有四名伊利諾州州長被判入獄），這個說法可能存在一定的道理。

獲釋後，克里姆決定返回英國，並在一八九一年十月一日抵達利物浦港，接著搭乘火車前往倫敦，定居在倫敦滑鐵盧（Waterloo）地區的蘭貝斯宮路一三〇號。雖然重獲自由，但十年的牢獄之災已經對克里姆造成傷害，他的腦海中只想著兩件事：滿足他在監獄中染上的毒癮，並解決他所謂的「站壁流鶯」問題。

克里姆抵達倫敦後不久，就有三位妓女死於番木鱉鹼中毒，其中一人消失得無影無蹤；凶手依然逍遙法外。

追捕「蘭貝斯毒師」的案件現在是頭版頭條，民眾對這個故事深深著迷，倫敦各地的人都想成為破案功臣。約翰・海恩斯（John Haynes）曾於紐約擔任警探，現在住在倫敦，迫切希望透過偵破蘭貝斯毒師一案，在蘇格蘭警場（倫敦警務處的別稱）謀得一職。海恩斯與湯瑪斯・尼爾（Thomas Neill）醫師成為朋友，這位醫師對下毒謀殺的案件很感興趣，兩人在酒吧裡花費很多時間討論現有證據，並列出可能的嫌疑人——正是這些對話最終解開案件的謎團。

尼爾醫師開始說起一些海恩斯不知道，甚至連蘇格蘭警場也不曉得的細節，還帶著海恩斯參觀幾個謀殺案的現場。值得注意的是，尼爾醫師告訴海恩斯，其實他認識那三位被毒死的妓女：哈葳、瑪蒂達．克蘿芙（Matilda Clover）和唐沃絲。這聽來很奇怪，因為當時人們認為克蘿芙是死於酗酒而不是中毒，而哈葳才剛剛失蹤，沒有證據顯示她已經死了。海恩斯對尼爾醫師心生疑竇，加上他對謀職的渴望，於是來到蘇格蘭警場，警探對他說的話也都很感興趣。

警方在克蘿芙家附近挨家挨戶調查，找到最後一次看到她的目擊者，對方描述看見她的背部拱起，出現痛苦的痙攣，與唐沃絲、瑪許和施薇爾經歷的症狀驚人地相似。警方進一步詢問克蘿芙的朋友，她們都在克蘿芙死前不久，看過她和尼爾醫師在一起。隨著越來越多的證據浮現，克蘿芙的屍體終於在一八九二年五月六日被挖掘出來。負責為克蘿芙驗屍的病理學家進行非常徹底的檢驗，花費三週以上的時間進行調查。病理學家將克蘿芙的肝臟和胃切片後磨成糊狀，製成可以進行測試的液體，接著品嘗這種液體，注意到它有苦味，這是其中含有生物鹼的明確證據——但是哪一種生物鹼呢？病理學家將這種液體萃取物注射到一隻青蛙身上，牠很快就表現出典型的番木鱉鹼中毒抽搐，接著死亡。克蘿芙顯然是蘭貝斯毒師的另一個受害者，而尼爾醫師卻早就揭露這個事實，他到底是怎麼知道的？

蘇格蘭警場迫切想要得知這個問題的答案，關於克蘿芙的調查在六月二十二日進行，驗屍團不僅認定克蘿芙死於番木鱉鹼中毒，還指出尼爾醫師就是凶手。在拘留尼爾醫師審訊期間，警方收到一些來自加拿大和伊利諾州耐人尋味的資訊，尼爾醫師實際上就是克里姆醫師。這些資訊揭曉克里姆的真實身分：從事墮胎又是已被定罪的殺人犯。

克里姆醫師現在以謀殺克蘿芙的罪名受審，根據英國的法律制度，只能提出與謀殺克蘿芙直接相關的證據。然而，老貝利（Old Bailey，倫敦中央刑事法院的暱稱，取自地址所在的街道名稱）的主審法官亨利·霍金斯（Henry Hawkins）爵士擴大這次起訴的範圍，允許檢方提出克里姆過去罪行的證據作為此案的證據。儘管克里姆只因克蘿芙的謀殺案而受審，但是檢方主張唐沃絲、瑪許、施薇爾及哈葳的命案，在在顯示克里姆有系統地使用番木鱉鹼毒殺無辜。

接下來的發展是英國法律史上的奇案之一：檢方提出一位出乎意料的證人。這位爆炸性的重磅證人，就是已被推定為謀殺受害者的哈葳。哈葳在報紙上看到自己的名字，現在站在證人席上清楚說明克里姆企圖謀殺她的過程。哈葳描述克里姆如何拿出藥片要她吃下，她假裝吞下，但其實是在最後一刻把藥片扔到地上。陪審團和克里姆都驚訝萬分，這個克里姆之以為自己在幾個月前就殺害的女性，此刻就站在他的面前。

陪審團只用了十分鐘就判定克里姆蓄意謀殺克蘿芙，凶器是番木鱉鹼；此外，他還被判處謀殺唐沃絲、瑪許、施薇爾，以及謀殺哈葳未遂的罪名成立。一八九二年十一月十五日，克里姆從伊利諾州立監獄獲釋後不到十八個月，在紐蓋特監獄（Newgate Prison）被執行絞刑。[4]《加拿大醫學會期刊》（*Canadian Medical Association Journal*）提出一份報告，描述克里姆：「他是毒藥狂，這可能是在他謀殺成性生涯中的一個要素。他利用自己的醫學知識屠殺那些不幸的受害者。如果不是那些心軟、心存誤解的熱心分子，想辦法讓他從喬利埃特監獄被釋放，這些人本來可以免於一死。」

番木鱉鹼的致死原理

在所有用於謀殺的毒藥裡，番木鱉鹼可能是最惡毒的一種，它會導致受害者在痛苦中死亡，目擊者也會看見可怕的景象，而且無法提供任何幫助或撫慰。番木鱉鹼折磨受害者，使他們承受嚴重的痙攣，最終只有死亡才能讓他們從這個人間地獄中解脫。一旦接觸到番木鱉鹼，無論是透過注射、吸入或攝食，只要幾分鐘就會開始出現初步症狀，全身肌肉開始抽搐，四肢緊繃，下顎肌肉痙攣和緊縮，導致牙關緊閉，加上其他臉部肌肉的抽搐，迫使嘴巴形成怪異誇張的笑容，稱為**痙笑**（risus sardonicus），也被稱為「譏諷的笑容」（sardonic grin）。在短短幾分鐘裡，身體其他部位的肌肉都會開始痙攣，不受控制地收縮，連續好幾波，持續三到四分鐘後才稍微緩解，但幾分鐘後又會有另一波肌肉收縮攻擊，直到接觸番木鱉鹼後幾個小時，死神才終於降臨。

番木鱉鹼中毒會導致背部和腹部肌肉收縮，因為人類背部的肌肉通常會比腹部肌肉強壯，所以這兩個部位的肌肉持續收縮，最後會導致背部僵硬拱起，受害者最後只有後腦勺和腳後跟能接觸地面，形成所謂**角弓反張**（opisthotonos）的姿勢。

在克里姆的審判中，一位室友回憶克蘿芙死亡時的情況：「我睡著後，被尖叫聲吵醒。我睡在克蘿芙房間樓下靠後面那間。」目擊者表示她去叫醒房東太太，兩人一起來到克蘿芙的房間。「她橫躺在床上，頭在床墊和牆壁之間。她痛苦地尖叫著。偶爾她好像緩和一些，然後又開始痙攣，全身都在抽搐。」[5]對檢警來說，不幸目睹克蘿芙死狀的目擊者所看到的可怕症狀，代表她的死顯然與克里姆醫師的瘋狂下毒有關。

正如本章前面提到的，番木鱉鹼是克莉絲蒂的最愛，因為這些痙攣症狀非常有戲劇效果。在處女作《史岱爾莊謀殺案》中，克莉絲蒂便描述艾蜜莉・英格爾索普（Emily Inglethorp）夫人驚悚的死狀，「最後的抽搐使她從床上彈起來，最終她只有後腦勺和腳後跟著地，身體以一種奇異的方式拱起。」[6]

番木鱉鹼的受害者通常臉色紅潤，因為過度勞累的肌肉會缺氧，促使血管擴張。隨著中毒進展到下一階段，心跳會變得不穩定，造成血壓升高、呼吸急促，橫膈膜的肌肉最終會因為過度疲累而停止收縮，使得受害者最後死於窒息。完全清醒的受害者為了要活下去，會想盡辦法要吸入氧氣，但體內的肌肉已經完全累垮，無法遵從人體的意志。番木鱉鹼中毒最殘酷的一個部分是，受害者的感官會變得更敏銳，讓他們更深刻地意識到自己如同深陷漩渦般逐步邁向死亡。

番木鱉鹼會影響中樞神經系統的神經。中樞神經系統負責將資訊從大腦發送到身體的神經網絡，也會接收來自全身的訊號，再送回大腦。中樞神經系統裡有一組特殊的神經，被稱為「運動神經元」，顧名思義，它們會向肌肉發送運動動作的訊號，讓它們翻開本書的書頁，或是從椅子上站起來泡一杯茶等。運動神經元的訊號強度並不穩定，會透過增強或減弱來改變肌肉收縮的強度，就像收音機或手機上播放的音樂，可以透過轉盤或按鍵調整音量大小那樣，中樞神經系統會透過神經化學物質放大或減弱訊號，讓我們的手和手臂肌肉可以輕輕抱住嬰兒，或是用力抓住鐵鎚。

讓訊號強度降到最弱的方法之一是，透過一種叫做甘胺酸（glycine）的小型化學物質。甘胺酸是最小的胺基酸，可以把它想成是煞車，能削弱運動神經元傳遞的訊號強度。神經的膜裡嵌有一些特殊的蛋白質，稱為甘胺酸受體，這些受體可以辨識並牢牢抓住甘胺酸分子。當甘胺酸與神經結合時，神經就更難發送強烈的訊號，訊號和隨後的肌肉收縮便會減弱。這是一件好事，因為代表神經不會因為只收到極輕微的刺激就發出訊號，而是需要明確的資訊才會要求肌肉收縮。

番木鱉鹼附著在甘胺酸受體的能力比甘胺酸強三倍，不過甘胺酸能夠調節訊號使其減緩，番木鱉鹼卻會觸發訊息放大，向肌肉發送強烈的指令；因此就算只是最輕微的訊號，肌肉都會長時間強烈收縮。如果收到訊號的肌肉恰好是下顎肌肉，縮緊的下顎肌肉就會導致牙關緊閉，只是極度輕微的大腦活動也會導致背部和腹部的肌肉收縮，產生番木鱉鹼中毒的典型角弓反張症狀。肌肉痙攣通常是一陣一陣的，每一波都會比上一波更劇烈，直到橫膈膜肌肉磨損，呼吸停止，受害者死亡為止。在不受控制的肌肉痙攣外，更雪上加霜的是，受害者的耳朵和眼睛會接收到被增強與放大的訊號，讓他們更清楚意識到周圍環境及自己身上正在發生的事。由於番木鱉鹼中毒的影響是如此迅速和劇烈，若非一中毒就立刻進行治療，受害者存活的機會根本微乎其微。

如果番木鱉鹼中毒如此可怕，為什麼它曾經會被視為補品？一種會導致肌肉抽搐到肌腱撕裂程度的藥物，似乎不太可能提高表現。但是正如第一章提到帕拉塞爾蘇斯所說的過量則毒，低劑量的番木鱉鹼也許能透過加強肌肉收縮，來提高運動員的表現。低劑量的番木鱉鹼確實會增加八目鰻和蝌蚪的游泳能力，但這能否延伸到提高人類的表現還沒有定論。希克斯在一九〇四年奧運馬拉松比賽中衝過終點線後倒下，但他的成功到底是因為領隊給的兩毫克番木鱉鹼，還是他在比賽中喝下的大量白蘭地就不得而知了。

值得注意的是，希克斯並不是最後一個使用番木鱉鹼提高表現的奧運選手。中國排球選手巫丹在一九九二年巴塞隆納奧運，因為被檢測出體內的番木鱉鹼為陽性而遭到取消資格；吉爾吉斯舉重選手伊扎特·阿爾蒂科夫（Izzat Artykov）在二〇一六年里約奧運原本拿到銅牌，但是因為被發現體內有番木鱉鹼而被追回獎牌。真要說番木鱉鹼有什麼強身健體的功效，恐怕只是沒有科學根據的江湖傳言。

治療番木鱉鹼中毒

很不幸地，番木鱉鹼中毒並沒有特定的解毒劑，治療只能著重在緩解症狀。由於運動神經元已經變得過度敏感，所以讓患者在昏暗的房間裡保持冷靜，有時能防止神經繼續不恰當的放電。肌肉鬆弛劑可以停止抽搐，讓身體慢慢脫離毒性的影響。然而因為肌肉鬆弛劑也會使橫膈膜鬆弛，因此患者必須配戴幾個小時的人工呼吸器。抗焦慮藥物二氮平（Diazepam），俗稱「煩寧」（Valium），可鎮靜中樞神經系統的神經，放鬆肌肉，抑制嚴重的抽搐。此外，雖然這不是番木鱉鹼中毒的特效藥，但也可以讓患者服用活性炭，幫助吸附腸胃裡剩餘的番木鱉鹼，避免人體繼續吸收毒素。活性炭是一大塊充滿孔洞的木炭，無論番木鱉鹼或其他毒物或化學物質幾乎都會受困於這些孔洞中。

評估患者使用新藥的臨床試驗，現在都受到非常嚴格的監管，必須有各種健康醫療人員來保護志願測試新療法安全性和有效性的受試者，然而十九世紀的法國條件比較寬鬆，蒙佩利爾（Montpellier）的藥劑師皮耶・圖赫（Pierre Tourey）教授當時就測試活性炭對番木鱉鹼中毒的影響。一八三一年，圖赫在法國國立醫學科學院（French Academy of Medicine）進行示範，他本人服用致死劑量十倍的番木鱉鹼，但在其中混合十五公克的木炭。無論是對自己的信念萬分肯定，還是魯莽至極，圖赫都在自己造成的番木鱉鹼中毒下存活。你可能以為圖赫會因為成功示範番木鱉鹼中毒的治療方法而被譽為英雄，但事實上他反而被那些不服氣的院士噓下臺。

圖赫的測試確實是以另一位法國人米歇爾・貝特朗（Michel Bertrand）的研究為基礎，他在大約十八年前也來到法國國立醫學科學院。當時貝特朗大肆稱讚木炭治療砷中毒的優點，他吞下五公克（致死劑量四十倍）的三氧化二砷（砒霜）和一些木炭，最後毫髮無損地存活了，沒有任何砷中毒的典型症狀。我們並不清楚十九世紀法國醫界對木炭的確切看法，但是這些早期的示範確實證明木炭可用於治療中毒，時至今日，木炭也被用於清除服用的毒素和過量的藥物。

在本章中，我們看到克里姆醫師如何用一種所謂的補品來下毒，讓他最終在老貝利因為謀殺罪名受審。下一章將看到另外兩場在老貝利進行的審判，兩位凶手都使用同一種毒藥殺死受害者，兩次審判都引起媒體大肆報導，成為全國矚目的焦點。這兩場審判的不同之處在於：它們相隔一百三十年之久。

Chapter 4

烏頭和辛格太太的咖哩

波特，烏頭和牛扁有什麼區別？

——J．K．羅琳（J. K. Rowling），《哈利波特：神秘的魔法石》（*Harry Potter and the Sorcerer's Stone*），一九九七年

烏頭的簡史

妝點家園與花園（Better Homes and Gardens）網站上寫著：「你怎麼能不愛上一種有著皇家藍美麗花穗的多年草本植物？」俗稱「附子」（monkshood）的烏頭（aconite）確實是一種非常美麗的植物，會在夏末秋初綻放長形的紫色或藍色花朵。附子的英語名稱是僧侶（monk）加上斗篷帽（hood），正是因為這些花朵看起來很像中世紀僧侶戴的斗篷帽，然而這並不是這種植物的唯一名稱，它在歷史上還有其他更凶險的名稱，包括牛扁（wolfsbane，意為「狼毒」）、豹毒（leopards bane）和魔鬼頭盔（devil's helmet）。bane這個詞彙的意思就是「毒藥」，指的是這種植物會被用來製作箭毒，以獵捕狼和其他危險的食肉動物。這種毒不僅對狼有危險，對人類來說更是相當致命，於是恰如其分地贏得「毒藥女王」的綽號。

烏頭屬的英文名稱*aconitum*可能來自希臘語的Ακόντιο，意思是尖端塗有毒藥的「鋒利飛鏢」或「標槍」；也可能是來自akonae這個字，因為人們認為這種植物生長在岩石上。在西元前七六二年的《伊利亞德》（*Iliad*）中，荷馬（Homer）描述海克力斯（Hercules）馴服來自冥界地獄的凶猛三頭犬，並將牠們帶到人間的過程。當海克力斯對抗這頭可怕的野獸時，三頭犬咆哮的嘴裡流出有毒的口水，落到地上後便生長出有毒的烏頭。

烏頭屬植物中包括兩百多種開花植物，生長在歐洲、亞洲及北美洲潮濕和部分陰涼的地區，而這些植物都含有烏頭鹼（aconitine）這種生物鹼，雖然植物生物鹼並不是植物生長所必需，但是對會被食用的植物來說，生物鹼具有威嚇敵人的作用。雖然烏頭鹼大部分只存在於植物根部，但食用全株植物的任何部分都有可能致命。意外攝食這類植物根部的案例其實比預期中還要普遍，因為它們經常被誤認為辣根（horseradish）。一八五六年，在著名的尼斯湖北方三十英里（約四十八公里）處，一座名為丁沃爾（Dingwall）的蘇格蘭村莊舉行一場晚宴，有一位僕人被派到後花園挖一些辣根，用來製作晚餐的烤牛肉醬汁。然而這名僕人不小心挖到烏頭，廚師也沒有發現兩者的差別，輕率地將烏頭根磨碎加入醬汁。這頓有毒的晚餐迅速奪走兩位神父賓客的性命；其他吃得較少的客人雖然沒有喪命，但也感到身體不適。一八八二年十月的《英國醫學期刊》（*British Medical Journal*）上刊登一篇奇文，內容是一位男性看到有東西從一輛路過的貨車上落下，他以為那是辣根，所以不只自己吃了一些，還分給另外三位男性和他的妹妹各吃一塊。沒多久，五個人都住進醫院，主訴是嘴巴麻木，部分的手臂和腿癱瘓。配戴人工呼吸器四小時後，這些症狀逐漸消失，患者康復。事後發現他所謂的辣根其實是烏頭根。

幾個世紀以來，烏頭一直是用來治療痛風的一種草藥，可能是因為烏頭萃取物具有局部麻醉的特性，可以用來緩解疼痛。十九世紀，醫師會使用烏頭製成的軟膏和藥油治療各種疾病，包括風濕、神經痛、坐骨神經痛、偏頭痛，甚至牙痛。事實上，在奴佛卡因（novocaine）或利多卡因（lidocaine）這些麻藥出現前，牙醫會使用粉末狀的烏頭麻痺蛀牙患者的疼痛感。還好現在去看牙醫，不用依靠這種古老的止痛藥了。

儘管烏頭生物鹼確實具有麻醉特性，但麻痺疼痛和殺死患者之間的容錯範圍非常小。一八八〇年，有醫師開立烏頭滴劑給一個小男孩。男孩服藥後不久就非常難受，渾身發冷和抽搐。男孩的母親立刻回去找醫師，指責他和他的藥傷害了她的兒子。這位醫師很生氣，因為他無法接受任何人，尤其是女性，質疑他的能力，於是從男孩的藥瓶裡拿出一劑藥服下，藉此證明他開立的藥物安全無虞。五個小時後，這位好醫師便死於烏頭中毒。

當大多數醫師只要開立烏頭作為止痛藥就心滿意足時，有一位醫師兼教授卻越來越關注如何把烏頭當作毒藥使用，雖然他純粹是出於學術立場進行研究，但他的一個學生卻會把這些理論付諸實踐。

完美謀殺

羅伯特・克里斯提森（Robert Christison）爵士在愛丁堡大學擔任醫學教授五十多年，最終擔任愛丁堡皇家內科醫師學會（Royal College of Physicians）主席。在愛丁堡期間，他對中毒和毒理學相當著迷，撰寫一本大受歡迎的教科書《中毒論》（*A Treatise on Poisoning*），並再刷四版。這項興趣也讓他轉往法醫學領域，經常受邀擔任檢方起訴謀殺案時的專家證人。在某次審判的交叉詰問裡，他被問到在屍體上發現毒藥的難易程度，克里斯提森轉頭對法官說：「法官大人，在所有致命的毒藥中，只有一種是我們無法順利在屍體上找到跡象的，就是……」

法官立刻大喊打斷他的話：「別說了！停！克里斯提森先生，拜託，民眾最好不要知道那個答案！」

日後對愛丁堡醫學生講課時，克里斯提森透露他被法官打斷時，原本要說的是什麼，那種「不留痕跡的完美毒藥」就是烏頭。這位著名醫師的幾位學生後來表示，當克里斯提森說到烏頭時，班上有一個人特別賣力奮筆疾書。我們很快就會知道這位學生是誰了。

蘭森醫師的丹地水果蛋糕

「我在字典裡查了一下湯鼎氏養老金保單（tontine）。」露西說。

「我就知道妳會這麼做。」瑪波小姐平靜地說。

露西緩緩引述說明文字：「『洛倫佐・托蒂（Lorenzo Tonti），義大利銀行家，一六五三年創立一種年金形式，繳費者死亡後，死者的持有部分會成為其他存活者的利潤。』如果遺囑使用這種規則，最後剩下的一個倖存者就能得到所有財產……」

——克莉絲蒂，《殺人一瞬間》（*4:50 from Paddington*），一九五七年

十九世紀，有一位男性和克莉絲蒂編織的謎團如出一轍，在姻親家庭裡瘋狂連續殺人，好讓自己能繼承所有遺產。喬治・蘭森（George Lamson）在一八五二年出生於紐約，父親是牧師威廉・蘭森（William Lamson），母親是茱莉雅（Julia）。蘭森家在喬治小時候橫渡大西洋，到英國落地生根。喬治一直都很聰明，並在十八歲進入知名的愛丁堡大學就讀，成為一名醫學生。年輕的蘭森醫師畢業後，在十九世紀末蹂躪東歐和巴爾幹半島的多場戰役裡擔任軍醫，行醫八年來似乎表現出色，並以他在普法戰爭中的表現獲得榮譽軍團勛章，之後獲得的表揚更是不計其數。然而，蘭森醫師日後帶回英國的不只是裝滿獎牌的行李箱，還有不為人知的鴉片成癮。

一八七八年，蘭森醫師在懷特島（Isle of Wight）這座維多利亞女王非常喜歡的英國南部外海小島，與凱特・喬治・約翰（Kate George John）這位二十五歲的威爾斯女孩結婚。凱特已逝的父母是富有的亞麻商，她在結婚後便有權繼承自己那份遺產；根據維多利亞時代的法律，這筆遺產也自動成為她丈夫的財產。凱特家有四個兄弟姊妹平分父母的遺產，凱特的姊姊在前一年結婚，並獲得她的那份遺產，她們還有兩個弟弟，休伯特（Hubert）和波西（Percy），但是由於弟弟尚未成年，所以他們的那份遺產由信託代為管理。根據典型的湯鼎氏安排，如果任何兄弟姊妹在婚前或二十一歲成年之前死亡，他或她得到的財產將會平均分配給其餘的手足。

一八八〇年，蘭森用凱特繼承遺產中剩下的一些錢，在海濱小鎮伯恩茅斯（Bournemouth）買下一家診所。伯恩茅斯大學（Bournemouth University）最近進行的研究顯示，這座城鎮過去深受上流階級吸毒者的青睞，因為他們能不受打擾地在此滿足毒癮。距離蘭森家只有數百公尺的帕爾藥局（Parr's Pharmacy）的紀錄顯示，這家藥局會定期分發嗎啡給飯店住客。蘭森一開始還能隱藏毒癮，成為當地社區的支柱，甚至因為過去傑出的軍事生涯，獲得在伯恩茅斯和漢普郡第一炮兵志願者部隊的工作。儘管蘭森的事業一帆風順，但是他的毒癮卻在逐漸侵蝕資產。隨著他努力維持富裕的生活方式，也背負龐大的債務，不僅積欠房東四十英鎊（將近現在的五千英鎊或七千美元）的租金，還有多位債主。為了滿足毒癮，蘭森典當自己的手錶和醫療器械換取現金；也試圖向熟人借錢，用支票預支現金，但是這些支票最後總會跳票。伯恩茅斯銀行最後終於停止兌現他的任何支票，蘭森的一長串債主名單，從搬運工、會計師、葡萄酒商人，甚至陌生人都有。由於急需錢財，頭腦被嗎啡弄糊塗的蘭森打起姻親遺產的主意，他迫切需要小舅子死亡。

一八七九年六月，蘭森似乎獲得上天眷顧，因為休伯特意外去世，他的那份遺產——約三千英鎊（相當於現在的三十七萬英鎊，約五十一萬八千美元），則由活著的手足平分。還在世的小舅子波西．年僅十九歲，患有嚴重的脊椎彎曲，必須使用輪椅或由他人攙扶。雖然下半身的雙腳不管用，但波西上半身的功能無礙，而且整體來說身體健康。父母遺囑中留下的金錢，讓波西能在倫敦溫布頓的布倫海姆之家（Blenheim House）念書。波西快要滿二十一歲了，只要一成年，湯鼎氏分配規則就不再適用。然而，如果波西在成年前意外去世，屬於他的三千英鎊（四千美元）將平均分配給兩個姊姊，這代表蘭森會立刻獲得一千五百英鎊（相當於現在的十八萬八千英鎊或二十六萬美元），這筆錢對他的財務問題大有幫助。當蘭森想通了這一點，波西的命運便難以逆轉。

蘭森決定除掉他和岳父母的金錢間唯一的阻礙。第一步是取得正確的毒藥，蘭森用大約十二·五英鎊（現在的一千五百英鎊或二千零七十三美元）的價格，從倫敦的一位藥劑師那裡購買兩粒（約一百三十毫克）烏頭。蘭森很走運，因為藥劑師發現他是醫師，所以沒有詢問任何關於用途的尷尬問題，而是假定蘭森要開立止痛藥讓病人服用。接著，蘭森寫一封信給波西，表示自己很快就要出國，希望在離開前見面。

一八八一年十二月三日晚上，蘭森來到波西的寄宿學校，他在樓上的餐廳等待波西時，拿出帶來的蘇格蘭傳統丹地水果蛋糕切片。校長貝德布魯克（Bedbrook）也過來陪波西和他的客人，並提供茶與雪莉酒搭配蛋糕。蘭森高興地接過雪莉酒，但他說自己總是會搭配糖飲用，藉此抵銷酒精的影響。貝德布魯克當然覺得這番話很奇怪，但為了盡地主之誼，還是要求女侍從廚房裡拿一些糖加在蘭森的飲品裡。

蘭森在言談間表示，他最近拿到一種新型的明膠膠囊，這種膠囊可以裝入各種藥物，非常適合用來讓學校的學生服用苦藥。為了證明他的論點，蘭森在膠囊裡裝了一些糖，再把兩半合起來，遞給波西說：「來，波西，你很習慣吃藥，這給你，讓貝德布魯克先生看看這有多好吞下。」[1] 波西吞下膠囊後，蘭森就急著告辭，表示自己還要趕搭火車。

在貝德布魯克校長送蘭森到校門口的路上，蘭森向校長表示，根據他的專業看法，波西應該來日無多。貝德布魯克對這種說法感到非常意外，因為他認為波西看起來很健康。然而在蘭森離開幾分鐘後，波西就開始痛苦地表示胃部灼熱。他被抬回床上，但是病情很快惡化。一個小時後，旁人發現波西痛苦地躺在床邊的地板上，吐出黑色液體。他全身都在抽搐，旁人不得不強行束縛他的身體。學校找來兩位醫師，但是兩人都不知所措，無法解釋這個男孩的症狀；事後他們坦承對烏頭造成人體的影響一無所知。醫師無能為力，只能為波西注射嗎啡減輕疼痛，經過數小時的折磨和痛苦後，波西終於在晚上十一點三十分失去知覺並死亡。

雖然診治波西的醫師對烏頭並不熟悉，但確信他遭到下毒，因為幾乎沒有其他東西可以如此輕易致死。蘭森立刻成為頭號嫌犯，但是他強烈抗議，堅持自己的清白。檢方進行驗屍，卻沒有明確跡象顯示這位年輕人的死因。警方確信有人使用植物生物鹼，於是向倫敦大學

（London University）生物鹼毒藥專家湯瑪斯．史蒂文森（Thomas Stevenson）博士尋求協助。雖然當時針對生物鹼的化學測試還很粗糙，不是很靈敏，但史蒂文森博士的絕技是他具備透過味道檢測並辨識生物鹼的能力。史蒂文森博士長期在實驗室裡收集大約八十種不同的生物鹼，並且很喜歡和同事比賽：到底是他們透過化學測試來鑑定這些化合物較快，還是他透過味道識別的速度更快，而史蒂文森總是獲勝。

雖然只透過味覺檢測植物生物鹼，是一種厲害也挺奇怪的愛好，但史蒂文森確實能夠「品嘗」出各種體液中混雜的生物鹼，於是檢方將波西的嘔吐物、胃內容物和尿液的萃取物，依序放置在十九世紀的尖端化學分析儀器上——史蒂文森的舌頭。就像一位經驗豐富，能憑藉專業知識辨別出某款葡萄酒的年分與種植地點的侍酒師，史蒂文森開始自己的「品酒會」。檢方將波西的胃部內容物萃取物放在史蒂文森的舌頭上，產生一種「灼熱感，向下延伸到胃部……這是烏頭特有的。」[2]史蒂文森非常敬業地執行他的測試方法，忍受將近七個小時的中毒症狀後，身體才慢慢恢復。史蒂文森用波西的尿液樣本對老鼠進行皮下注射，好證實他的結論，結果老鼠在三十分鐘內就死了。為了對照，他另外準備烏頭溶液注射到其他老鼠的體內，而這些老鼠死亡時的症狀都和注射波西尿液的老鼠相同。因此唯一合理的結論就是，波西的死是烏頭中毒的結果。

一八八二年二月，蘭森因為謀殺波西的罪名遭到逮捕，並在老貝利受審。蒙特古．威廉斯（Montagu Williams）擔任蘭森的辯護人，他很快指出，參與此案的醫師或化學家過去從未遇過烏頭中毒的病例，因此沒有立場明確主張波西確實死於烏頭；況且無論死因是否為烏頭，根本沒有人真的看到蘭森給他的小舅子致命劑量的毒藥。辯方還試圖質疑史蒂文森教授從波西器官的萃取物中「品嘗」出烏頭的做法，波隆納大學（University of Bologna）法醫學教授弗朗切斯科．塞爾米（Francesco Selmi）主張，自然死亡的人體胃部會在腐敗過程裡自然產生有毒生物鹼，他將這些屍體生物鹼稱為屍鹼（ptomaines），也就是希臘語的「屍體」，這很有可能就是史蒂文森發現的東西。

由副總檢察長波蘭德（Poland）領導的檢方，再次邀請史蒂文森教授作證，他顯然讓陪審團留下深刻的印象，認為是這門專業的大師。當被問到在波西的樣本中發現的生物鹼會不會是屍體生物鹼時，史蒂文森回答，專家之間對屍體生物鹼的問題仍存在爭議，雖然有些屍體生物鹼可能和植物生物鹼的作用相仿，但是他不知道有任何屍體生物鹼能模仿烏頭的效果。無論如何，檢方都完全擊敗辯方關於腐爛生物鹼的論述，因為波蘭德指出波西的屍體在採集和保存樣本時根本還沒有開始腐爛。

更多對蘭森不利的證據來自販賣烏頭給他的藥劑師，他清楚記得蘭森的購買細節。在審判最後一天的六點，陪審團審議在三十分鐘後做出有罪判決。被問到對判決結果有何回應時，蘭森回答：「只希望上帝能明白我的冤屈。」法官說：「如果我重述你殘忍、卑鄙和奸詐罪行的悲慘細節，那也無濟於事……。我拜託你準備好面對全能的上帝吧！」

絞刑原定於四月四日執行，但是在那之前，美國方面出手干預。據稱，蘭森有精神疾病的家族病史（一位祖母和其他家族成員曾多次被拘留在紐約的布倫代爾精神病院（Bloomingdale Asylum for the Insane）），因此蘭森無法對他的罪行負起完全的責任。然而，這個消息只是讓不可避免的事情延後發生。由於被告在審判期間沒有提出精神錯亂的抗辯，因此判決依舊成立。一八八二年四月二十八日週五早上，旺茲沃思監獄（Wandsworth Prison）氣氛沉重，天氣陰鬱。蘭森像往常一樣起床，早餐是咖啡配雞蛋和吐司。上午八點四十五分，天空開始飄著小雨，蘭森被帶上絞刑臺。

相對於謀殺罪名和劊子手的絞索，蘭森醫師居然更害怕面對他的債務與嗎啡成癮，這一點實在令人寒心。蘭森的父親投書到倫敦的報紙，表示當初如果兒子提出要求，他很樂意為兒子清償所有債務。在監獄裡，蘭森被迫戒掉嗎啡癮，並在被處決前四天精神清醒的時刻，坦承下手謀殺波西。最後，關於蘭森為什麼選擇烏頭當作凶器的這個問題也得到解答。蘭森案的一項關鍵證據是一本筆記本，內容有他仔細寫下的烏頭中毒症狀，以及此毒素無法被檢測到的事實，這是愛丁堡教授克里斯提森在一八七〇年代初期的說法，當時就有一位名叫蘭森的年輕醫學生奮筆疾書，寫下教授對烏頭無法被檢測出來的敘述。不過，烏頭的難以檢測並未持續太久，如果蘭森跟上最新的科學文獻，可能就會選擇另一種毒藥，甚至放棄謀殺的念頭。

生物鹼的問題

生物鹼是由碳、氫和少量氮組成的天然有機化合物，交織而成對人類和其他動物的生理會造成強烈影響的分子。一八四〇年，德國化學家弗里德里希・賽特納（Friedrich Sertürner）從罌粟中萃取出「催眠原理」（soporific principle），並以德文命名為「morphium」（即嗎啡之意），紀念希臘神話的夢之神墨菲斯（Morpheus）。由於科學家觀察到某些植物萃取物溶於水中會產生鹼性溶液，於是在一八一九年出現**生物鹼**一詞。一八一八年到一八六〇年，學界從多種植物中純化出生物鹼，包括番木鱉鹼（一八一八年）、奎寧和咖啡因（一八二〇年）、尼古丁（一八二八年）、阿托品（一八二九年），以及海洛因（一八六〇年）。

儘管科學家在從植物中萃取和純化生物鹼的能力越來越純熟，但他們並不知道如何在屍體中檢測這些化合物是否存在。雖然有史蒂文森的味覺測試法，但是這需要經驗和專業知識作為後盾；除了相當主觀外，當然也無法確定體內毒素的含量。一位法國檢察官在一次起訴嗎啡謀殺失敗時，在法庭上咆哮：「從今以後，我們不如告訴所有打算下毒殺人的凶手，使用植物毒藥吧！沒有什麼好怕的，你一定可以逍遙法外，不會有任何**犯罪事實**（犯罪行為的物證），因為根本找不到。」就連毒理學的奠基者，知名的西班牙化學家馬修．奧菲拉（Mathieu Orfila）也有同感，這位撰寫第一本關於毒物與檢測方法的書籍作者也感嘆，想在屍體中檢測生物鹼可能是一項不可能的任務。這似乎為下毒者開了綠燈，日後針對十九世紀英國毒殺案件起訴成立數量的分析也顯示，植物生物鹼是當時最流行的謀殺選擇。

一八五一年，主張生物鹼無法被檢測出來的論點首度出現破綻。當時希波呂特伯爵（Hippolyte Visart de Bocarmé）用尼古丁毒死姊夫，檢方要求比利時化學家尚．塞爾維斯．斯塔斯（Jean Servais Stas）協助證明，謀殺受害者的體內存在尼古丁。斯塔斯花費三個月的時間，尋找從人體組織中分離尼古丁的方法，最後發現用乙醚和氯仿處理組織萃取物後，就可以檢測出尼古丁的存在。為了證明他從屍體中萃取的尼古丁具有毒性，斯塔斯餵鴿子和燕子吃了一些尼古丁，接著這些鳥兒開始抽搐，在幾分鐘後死亡。

檢方成功以尼古丁謀殺的罪名起訴凶手，這件事產生三個影響：第一，被定罪的希波呂特伯爵被送上斷頭臺處決（有成千上萬人圍觀）；第二，意圖殺人者會知道，他們的毒藥並不像自己以為的那麼難以察覺；第三，斯塔斯成功找出從屍體中萃取尼古丁的成就也讓他倍受讚譽，這項技巧從此也以他為名，稱為「斯塔斯程序」。儘管學界在檢測尼古丁的方法大有斬獲，但尼古丁分子和其他生物鹼（如烏頭與番木鱉鹼）分子有著巨大的結構差異，代表沒有一種萃取法能適用於檢測全部組織裡的所有生物鹼。事實上，是否可以從屍體裡分離並鑑定植物生物鹼的爭議將會延續多年。要判定一個人是否死於生物鹼中毒，除了必須了解受害者的臨終症狀外，還必須進行化學研究，兩者不可偏廢，但是檢測與分析生物鹼的方法要到二十世紀中葉才會問世。

一八五三年的約翰・亨卓克森（John Hendrickson）殺妻案，使得如何在謀殺受害者體內檢測烏頭的問題獲得矚目。亨卓克森是每個女兒的父親都會皺眉的女婿類型，他沒有工作，經常酗酒，妻子懷孕是他尋找其他女性安慰的理由。妻子瑪麗亞（Maria）對他的行為不滿，表示要離婚，搬回和她最近喪偶的母親同住。但是在瑪麗亞的計畫付諸行動前，就被發現死在丈夫的床上。

大家立刻懷疑這不是自然死亡。瑪麗亞的屍體被放在棺材裡，運送到她母親的家，在客廳進行驗屍，初步發現的死因是中毒。在屍體下葬前，檢方取出瑪麗亞的腸子進行分析。之後法醫認為需要更多的組織進行化學分析，因此在葬禮五天後挖出瑪麗亞的屍體，取出所有的腸子。

砷、氰化物及其他一些毒物的初步測試結果均為陰性，於是警方對這個毒物的真實身分感到困惑。徹底翻查眾多醫學教科書的結果顯示，這種神祕的毒藥可能是烏頭。但是有檢測烏頭的方法嗎？斯塔斯程序確實可以用來檢測烏頭的化學表親尼古丁，卻沒有證據顯示這種方法也可以用來檢測烏頭。事實上，巴黎藥學院（Paris College of Pharmacy）還提供高額懸賞給任何能設計出烏頭檢測法的人，而獎金至今無人認領。

但這並未阻止檢方的明星證人詹姆斯．H．索爾茲伯里（James H. Salisbury）醫師，他是一位專業的醫學化學家，曾在毒殺案中提供傑出的醫學證詞，他將受害者的胃內容物餵給貓，並表示自己因此取得受害者烏頭中毒的明確證據。當辯方要求索爾茲伯里提供樣本讓他們自行測試時，檢方專家聲稱沒有留下任何樣本，表示他「嘗過、測試過，並確信自己已經發現烏頭」。

當辯方問起這隻貓的情況，索爾茲伯里承認這隻貓沒死，還活著，沒有受到傷害。法庭筆錄提供辯方在十九世紀的精彩演說：

> 瞧！這位自信滿滿的索爾茲伯里醫師。他自稱已經發現了烏頭鹼，他解決了這個大問題；然而，卻沒有叫人來查看他的發現或證實他的發現。他太匆忙，他等不及，結果把所有樣本都餵給一隻貓。他迫不及待，渴望讓自己揚名國際，他片刻不停，連一點點屑屑都拿不出來給我們看、讓我們嘗；但他全都餵給一隻貓！

……

那隻貓沒有嘔吐，全都吃下去，三個小時後就恢復健康了。真是一隻了不起的貓！真是一個厲害的醫師！居然有建立在這種事實上的意見！那隻貓應該要尊重醫師的意見去死，或者醫師應該尊重貓的生命而放棄堅持己見。3

儘管有人質疑專家證人是否真的發現烏頭，但亨卓克森依舊於一八五四年五月五日在奧爾巴尼郡立監獄（Albany County Jail）的廣場被絞死，在行刑前仍然絕望地聲稱自己是無辜的。

烏頭的致死原理

攝食烏頭後不久，人的腸胃就會開始躁動，因為身體試圖以物理方式擺脫這種致命毒素，所以很快就會出現噁心、嘔吐、胃痙攣及腹瀉等症狀，但這類反應通常只是徒勞，因為有一些毒素已經進入血液了。隨著烏頭被血液帶到全身，中毒者會出現第一個致命症狀，嘴巴周圍開始有針刺的感覺，接著麻木感逐漸蔓延到整個臉部；中毒者的舌頭經常會有灼熱感，彷彿有根燒紅的鐵棍在緩慢滾動一般；接著眼睛會無法對焦，視力開始模糊和減退，甚至到失明的地步；手臂和腿的正常感覺也會消失，幾乎感覺它們與身體的連結被切斷了。4

隨著烏頭在體內發揮作用，皮膚會開始變得濕涼，呼吸困難的症狀和恐懼感則會讓受害者崩潰。返回心臟的血液中帶著毒素，因此一開始會引起心悸，隨後導致心跳越來越快，接著造成心律不整，最後完全停止。烏頭中毒的影響會很快表現出來，通常只要幾分鐘，很少超過一小時。一旦攝食致死劑量，唯一剩下的問題只有死因會是心臟麻痺，還是橫膈膜肌肉麻痺導致的窒息。只要少少一、二毫克的烏頭，大致相當於一百到二百顆鹽的分量就能致命。即使送醫搶救，九五％的患者還是會不支身亡。這是一種劇毒，被稱為「毒藥女王」實至名歸。

烏頭會與神經和心臟細胞膜中的特定蛋白質結合。神經細胞和心臟細胞都需要微小的電流才能正常運作，而烏頭透過干擾這種生物電造成嚴重破壞。與沿著電線連續傳送的電流相反，神經會沿著自身發送訊號波來運作，當一波訊號掃過神經後，神經必須重置復原，才能再次傳導訊號。同樣地，心臟在每次心跳後都必須暫時休息並重置，然後才能開始另一次收縮，將血液輸送到全身。如果神經或心臟無法正常重置，很快就會發生問題，而烏頭則是會阻礙這種重置的過程。

神經放電時，鈉離子和鉀離子會交換位置。鈉離子通常稀疏分布在細胞內部，放電時會湧入神經細胞，促使鉀離子離開神經細胞，鈉進鉀出的這種交換稱為去極化（depolarization），控制神經訊號的傳導。鈉離子並非隨意流入神經細胞，而是在細胞膜裡被稱為鈉離子通道（sodium channels）的特殊蛋白質精確控制下，進入神經細胞。為了使神經細胞重置復原，以便發送新訊號，必須進行再極化（repolarization），關閉鈉離子通道，以阻止鈉向內流入細胞，並且必須排出任何進入的鈉。在心臟的肌肉細胞中，鈉離子流入會觸發肌肉收縮，當心臟的所有肌肉細胞以協調的方式收縮時，我們就有了心跳。心臟每次收縮後，細胞就必須再極化，鈉離子通道也必須關閉。

現在想像有某個東西阻止這些鈉離子通道關閉，這就是烏頭的作用。烏頭與鈉離子通道緊密結合，阻止神經和心肌細胞去極化與重置，就像門擋阻止門關上一樣。起初，鈉離子通道打開，鈉離子湧入細胞，導致神經訊號放電或心臟細胞像往常一樣收縮。幾毫秒後，鈉離子通道應該關閉以重置系統，但烏頭將通道鎖定在打開的狀態，儘管神經和肌肉細胞試圖使用鈉泵排出鈉離子（我們將再度提到這個機制），但是在通道打開的情況下，就像試圖在開著水龍頭的情況下清空浴缸一樣徒勞。

既然烏頭如此致命，為什麼還會有醫療作用？並非所有神經都是負責將資訊從大腦發送到身體，有些神經是負責感覺的，因此會將資訊從我們的感官發送回大腦，痛覺神經就是其中之一。儘管這些神經有助於避免身體受傷，但是長期疼痛畢竟令人不快。由於感覺神經也依賴鈉離子的流動和去極化來傳遞訊號，因此防止這些神經中的鈉離子通道關閉，應該即可消除疼痛感，這就是使用烏頭製作止痛草藥的基礎。不幸的是，儘管抑制疼痛感只需要極少量的烏頭，但是已經接近危險的致命劑量，有幾起烏頭中毒事件就被歸因於使用品質或純度不佳的草藥所造成。

烏頭和辛格太太的咖哩

蘭森遭到處決後，烏頭的毒性慢慢消失在大眾的腦海裡，但在接近一百三十年後，「謀殺」和「烏頭」這幾個字再次迴盪在老貝利法庭裡。

拉赫薇爾・考爾・辛格（Lakhvir Kaur Singh）出生於印度阿姆利則（Amritsar），後來搬到倫敦紹索爾區（Southall）。育有三子的她覺得自己困在沒有感情基礎，全靠媒妁之言決定的婚姻裡，認為她的生活需要一點刺激，而刺激很快就以拉維德・奇馬（Lakhvinder Cheema）先生的模樣出現。外號「幸運」的奇馬是辛格夫婦的姻親，以房客的身分搬進他們家，最後成為辛格太太的情人。只要多想三秒，就會意識到「幸運」這個外號只是他悲慘宿命的糖衣。在辛格家住了幾年後，奇馬終於擁有自己的房子，搬出去後也開始收房客補貼家計。這對辛格太太的影響不大，她繼續扮演犧牲奉獻的情婦，每天到奇馬的家裡打掃、煮飯和洗衣服。

二〇〇八年，有人幫奇馬安排相親，介紹二十一歲的英國新移民古潔・考爾・楚格（Gurjeet

Kaur Choough），造成他和辛格太太之間的關係開始瓦解；從那時候起，幸運先生便不再走運了。短短一個月後，奇馬就和楚格宣布訂婚，宣布時間也精心安排在辛格太太於印度探親期間。

儘管遠在千里之外，但辛格太太還是得知兩人訂婚的消息，她感到憤怒又心煩意亂，用簡訊轟炸，懇求奇馬回到她的身邊。辛格太太在一封簡訊裡，寫道：「難道你在傷我的心之前都沒想過，我的真心現在沒人珍惜嗎？」還試圖說服奇馬，年輕的未婚妻楚格嫁給他，只是為了想確保在英國有合法居留權。當辛格太太發現這些方法都不管用時，便下定決心，如果她不能擁有幸運，別人也不行，隨後就到一家草藥店，買了一包印度烏頭（*Aconitum ferox*）粉末，偷偷帶回英國。

返家的辛格太太密切監視奇馬的房子，記錄對方什麼時候離家、什麼時候返回。等到收集完這些資訊後，辛格太太在二〇〇九年一月二十七日這天，耐心地等到奇馬離開家門並開車離開，就拿著奇馬在很久以前給她的鑰匙進屋，還和奇馬的一位房客揮手打招呼，然後直接走進廚房。冰箱裡有一個裝著一些咖哩雞肉的保鮮盒。她把手伸進冰箱，打開塑膠蓋，小心翼翼地撒上致命的烏頭。

當奇馬回家時，房客告知辛格太太在他外出時來過。奇馬感謝對方的通知，決心更換門鎖，防止辛格太太對他做出報復行動。如果有人要幫「為時已晚」這句話找一張搭配的圖片，那麼「幸運」奇馬和一碗保鮮盒裝咖哩的照片就非常適合。那天晚上十點，奇馬和未婚妻坐下來吃加熱好的遲來晚餐，就是冰箱裡的那盒咖哩，兩人一邊討論即將在兩週後的情人節舉行的婚禮，一邊吃咖哩。不久後，奇馬和楚格都覺得身體不適，因為嚴重的胃痙攣感到痛苦。奇馬打電話報警，用顫抖的聲音告訴對方，他認為有人在食物裡下毒。由於救護車需要很長的時間才能到達，奇馬要兩個侄子立刻將他和楚格送醫。

奇馬和未婚妻已經部分癱瘓並失去視力，被扶上車後立刻送往急診室。醫師記錄的最初症狀，包括口腔周圍有針刺感、視力喪失、肌肉無力、出汗、腹痛和大量嘔吐。儘管服用了止吐藥，但兩名患者仍然繼續嘔吐。入院不到一小時，奇馬就變得非常激動，心跳開始加速，監測心臟的機器顯示他體內的電流活動發生巨大變化，導致心臟收縮不規律，最重要的是心跳效率低下。他的血壓驟降，開始抽搐，入院後不到兩小時便宣告不治。

醫師不知道奇馬中了什麼毒，但是開始採取措施替楚格洗胃，以清除她體內的藥物。她處於藥物誘導的昏迷狀態三天，最後可能只是因為吃的咖哩比已故未婚夫少而得以倖存。[5] 毒藥的發作與死亡速度之快，讓醫院工作人員和警方都感到震驚，他們分別封鎖奇馬與辛格太太的家，擔心毒素會透過空氣傳播或是有化學武器威脅。隨後警方在辛格太太的外套裡，發現一個裝著棕色粉末的塑膠袋，她聲稱這只是一種草藥。

鑑識化學人員起初不確定這種粉末為何，但無論它是什麼，這種化學物質同樣存在咖哩和奇馬的嘔吐物裡。最後鎖定的嫌犯是生長在喜馬拉雅山的印度烏頭生物鹼，但鑑識化學人員不能直接飛到喜馬拉雅山取樣，以證實他們的猜想是否正確。幸運的是，在附近的邱園皇家植物園（Royal Botanical Gardens at Kew）就能買到印度烏頭的樣本。檢方比對邱園的樣本與辛格太太的棕色粉末，發現兩者相同，奇馬的死因就是印度烏頭中毒。

辛格太太因為毒殺奇馬和謀殺楚格未遂，而在老貝利受審。大眾對這場審判有著濃厚的興趣，因為英國上一次發生烏頭下毒案件是在一百三十年前，就是一八八二年被定罪的蘭森。陪審團裁定辛格太太謀殺奇馬的罪名成立，蓄意對楚格造成嚴重身體傷害的罪名也成立。法官在宣判時表示：「妳精心策劃一場冷酷的報復行動，妳知道烏頭有多致命，也知道中毒後會有多痛苦。」辛格太太被判處無期徒刑，最低刑期為二十三年。相隔約一百三十年，兩名使用烏頭的凶手在同一家法院受審，都被判處有罪。對辛格太太來說，幸運的是在她被定罪的時代，絞刑不再是量刑的選擇。

在下毒者和毒理學家間攸關生死的貓捉老鼠遊戲裡，下毒者無疑在十九世紀初占了上風，包括植物毒在內的毒藥都很容易取得，即使有人被懷疑是遭到毒殺，起訴所需的法醫證據也才剛萌芽。然而隨著二十世紀到來，化學家和毒理學家的能力日漸純熟，凶手也許幾年前還能逍遙法外，但是現在已經可以在受害者身上發現這些毒藥。現代的毒理學實驗室配備尖端的檢測設備，受害者體內的任何物質都無所遁形。我們將在下一章探索另一種植物毒素，它一樣致命，但是奪人性命的方式完全不同：它會干擾我們體內三十兆個細胞的關鍵活動，一個也不放過。

Chapter 5

蓖麻毒素和喬治的滑鐵盧日落

毒藥有一定的吸引力……。它不像左輪手槍子彈或鈍器那麼粗糙。

——克莉絲蒂，《殺手魔術》（*They Do It with Mirrors*），一九五二年

一號實驗室

在電影及現實生活中，間諜機構想方設法要設計出能神不知鬼不覺除掉對手的新手法，其中最惡名昭彰的就是蘇聯的KGB（國家安全委員會），現在則被稱為俄羅斯聯邦安全局（Federal Security Service, FSB）。這兩個機構會毫不留情地除掉任何被國家視為安全威脅的人，而這些暗殺行動都有一個關鍵要素，就是看起來都要像是自然死亡。莫斯科有一個高度機密的研究實驗室，專門負責開發和製造極難檢測、辨識及追蹤的特殊毒藥，稱為一號實驗室（Laboratory Number 1），位於KGB盧比揚卡（Lubyanka）總部附近的瓦爾索諾費夫斯基巷。一號實驗室負責人曾經抱怨，在動物身上測試毒藥不一定會對人類有效，當時約瑟夫・史達林（Joseph Stalin）的安全部門主管拉夫倫蒂・貝利亞（Lavrenty Beria）便以〇〇七電影裡所有反派角色那樣，帶著讓人不寒而慄的熱情微笑，反問道：「誰阻止你在人類身上做實驗了？」

一號實驗室的標準做法，是用難以檢測或無法追溯到俄羅斯的方式，使用現有的毒藥下手。雖然我們不可能知道有多少未經查證的暗殺用到實驗室裡開發的毒藥，但是有些案件的凶殘程度已經讓人不寒而慄。一九五七年，反蘇聯運動人士列夫・雷貝特（Lev Rebet）在慕尼黑遭到暗殺，死因是凶手用捲起的報紙藏住噴槍後，朝他的臉噴灑氰化物噴霧。這次暗殺相當成功，一開始雷貝特甚至被判定為自然死於心臟病發作，直到當時的刺客在四年後叛逃到西方時揭露這起陰謀，雷貝特的死才被認為是謀殺。一九五七年，叛逃KGB的尼科萊・霍赫洛夫（Nikolai Khokhlov）在德國的一場公開酒會上，喝了一杯下毒的咖啡，不久後便身染重病。血液檢查顯示，他體內存在鉈（thallium），這是一種用於老鼠藥的金屬毒素，但是所有治療方式都沒有顯著成效。霍赫洛夫接著轉院到位於法蘭克福的美國陸軍醫院，醫師發現他體內的鉈已經具有放射性，因此會在體內慢慢分解，使得病人在慢慢死亡的過程中出現嚴重胃腸炎的症狀。叛逃蘇聯的喬治・奧科洛維奇（Georgi Okolovich）則驚險逃過暗殺，當時凶手試圖用藏在香菸盒裡的迷你手槍發射毒彈射擊他，但是暗殺失敗。

一把迷你噴槍、一杯致命的咖啡、一把裝在香菸盒裡的小手槍，都只是一號實驗室科學家創造的怪奇暗殺工具裡的九牛一毛。然而，最惡名昭彰的殺人裝置應該是保加利亞特勤局（Darzhavna Sigurnost）打造的一把傘，目標是除去異議分子喬治・伊萬諾夫・馬可夫（Georgi Ivanov Markov）。

蓖麻籽的故事

一匙蓖麻油曾被視為治療許多常見兒童疾病的靈丹妙藥，至今仍被譽為居家必備良藥。然而，儘管這種植物製造的油已被成千上萬的孩子不情不願但安全地食用，但植物本身卻會產生人類已知最危險的一種毒素。

雖然蓖麻油的味道不好，卻是一種安全且相對溫和的瀉藥，可以作為非處方藥出售。但其實臭味不是來自油的本身，而是油和空氣反應後的結果。在法西斯主義者貝尼托・墨索里尼（Benito Mussolini）統治期間的義大利，以蓖麻油進行懲罰的手段被發揮得淋漓盡致，是當局最愛用來羞辱對手的工具。墨索里尼的黑衫軍（Black Shirts）會強行向異議分子潑灑大量蓖麻油，遭受這種待遇的受害者確實有時會死於脫水，不過經常伴隨著潑油而來的毆打可能也有一些影響。人們曾經認為蓖麻油會刺激腸道內壁，引起腸道發炎，但是現在已知蓖麻油會鎖定特定的受體，增加腸道平滑肌細胞的收縮。

蓖麻油的化學組成為蓖麻油酸（ricinoleic acid），具有極大的商業價值，用途廣泛，從保存木材和皮革，到製造煞車油、油漆及油墨，再到製作重型機具的潤滑劑都可以。蓖麻這種植物的另一種產物是蓖麻毒素（ricin，又稱為「蓖麻毒蛋白」），這種物質不僅不像蓖麻油有商業或醫療價值，而且只要極少量就會致命。

蓖麻是生長茁壯的大型灌木，只要一個季節就能從六英尺（約一・八公尺）長到十五英尺（約四・六公尺）。蓖麻閃亮的種子被稱為蓖麻豆，有著非常美麗複雜的圖案。致命的蓖麻毒素在整株蓖麻植物裡的含量很少，主要存在蓖麻豆中。更明確地說，蓖麻毒素和蓖麻油都存在蓖麻種子的胚乳中，是幼苗發芽的營養來源。和所有植物生物鹼一樣，蓖麻毒素具有威嚇作用，避免種子與幼苗被動物食用（不過鴨子、母雞及鴿子等鳥類相對來說對蓖麻毒素免疫）。將種子加熱到華氏二百八十四度（相當於攝氏一百四十度）約二十分鐘，就能分解蓖麻毒蛋白，使它失去活性後再壓碎榨油。榨取蓖麻油後剩餘的豆殼可以當肥料，但不能作為牲畜的飼料，因為其中仍含有微量的蓖麻毒素。

採收蓖麻籽也有一定的危險——不僅是因為蓖麻毒素，還因為這種植物產生的大量花粉裡，含有會誘發哮喘的過敏原；接觸到蓖麻的汁液、花朵及葉子可能引起有痛感的皮疹；長期接觸這些過敏原也會導致永久性神經損傷。出於這些原因，許多公司都在尋找替代蓖麻油酸的物質，或者對蓖麻植物進行基因工程，打造能產出這種重要油品，但是不含蓖麻毒素或過敏原的植物。

《奪命真相》

馬可夫在一九二九年三月一日出生於保加利亞首都索菲亞（Sofia），青少年時期的他看著國家成為一黨專政的社會主義國家，到了一九六〇年代中期，托多爾．日夫科夫（Todor Zhivkov）

總統帶領保加利亞，成為蘇聯最堅定的盟友之一，並成為《華沙公約》（Warsaw Pact）國家裡最專制的政權之一。馬可夫成年後，成為著名的小說家和劇作家，他的第一部小說《男性》（*Men*）在一九六二年獲得知名的保加利亞作家聯盟（Union of Bulgarian Writers）年度大獎。因為作品獲得共產黨政府青睞，讓他能自由遊走於社會菁英和共產黨領導階層的政治大老之間。

儘管馬可夫在保加利亞過著享有特權的生活，卻逐漸對祖國明顯的腐敗和對自由的壓迫感到失望。他在一九六九年開始祕密排練一齣批判共產黨領導階層的新戲，而在第一次演出後，文化委員會便傳喚馬可夫，要求他對這次反共宣傳負起責任。明智的馬可夫拒絕向文化委員會報到，直接逃到西方國家，於是文化委員會在他缺席的情況下進行審判，判定他是叛國者。

馬可夫先逃到義大利，在當地和哥哥同住一小段時間，最後抵達倫敦，展開擔任記者和作家的新生活。一九七五年，他成為美國中央情報局（Central Intelligence Agency, CIA）贊助的自由歐洲電臺（Radio Free Europe）節目主持人。他在每週的節目中強烈表達反共觀點，並利用文采揭露保加利亞政府高層的腐敗，因此在祖國贏得大量聽眾支持。想當然耳，日夫科夫政權不會欣賞這種對保加利亞缺乏人權和壓制民主的譴責。當保加利亞當局拒絕馬可夫回國探望他垂死的父親時，他的節目便開始對日夫科夫總統進行人身攻擊。保加利亞政府對馬可夫的主張當然並不苟同，於是到了一九七八年六月，保加利亞政府決定實踐電影《教父》（*The Godfather*）

中的經典臺詞，向馬可夫提出一個「他無法拒絕的選擇」。

這個選擇很簡單：停止擔任自由歐洲電臺的主持人，或是被處決。馬可夫拒絕做出選擇，於是對方決定讓他從此閉嘴。保加利亞特勤局向蘇聯老大哥的一號實驗室尋求建議，希望能獲得解決問題的好方法，隨之而來的是冷戰期間最奇怪的一起謀殺案。在馬可夫去世後，他的電臺廣播腳本被集結出版，書名是《奪命真相》（*The Truth That Killed*）。

馬可夫暗殺案

一九七八年八月底，馬可夫接到一通令人不安的奇怪電話。來電者告訴馬可夫，他很快就會死，死因看似自然，實際上卻是非自然死亡。兩週後的九月七日週四是日夫科夫總統的生日，保加利亞特勤局計劃給領導人一份特別的生日禮物：馬可夫的死。

那天，馬可夫一如往常，在中午時分把車停在泰晤士河南岸的滑鐵盧車站附近。他離開停車場，走一小段路到公車站，等著搭乘公車去進行每週一次的電臺廣播。等車時，馬可夫的右大腿後方感覺一陣刺痛，於是轉身想看看是什麼原因造成的。他似乎是被一把雨傘不小心刺傷了，因為旁邊有一位男子正彎腰撿起一把捲起收好後掉落在地上的傘。這位男子用外國口音向馬可夫道歉，然後叫了一輛計程車離開。

馬可夫搭乘公車前往英國廣播公司國際頻道（BBC World Service）辦公室錄製廣播節目結束後，到了當天下午和傍晚時分，開始感覺不太舒服，似乎感冒了。那天晚上回家後，馬可夫的身體狀況依舊沒有好轉，因為不想打擾妻子，也不想傳染感冒給對方，所以在書房裡鋪了一張床就寢。凌晨兩點，妻子安娜貝爾（Annabel）被丈夫劇烈嘔吐的聲音驚醒，此時他的體溫已經飆升到華氏一百零四度（攝氏四十度），擔心丈夫健康的安娜貝爾打電話給醫師尋求幫助。根據安娜貝爾描述的這些症狀，醫師判斷馬可夫是得到流行性感冒，認為他應該在床上休息並多喝水。醫師不可能知道馬可夫已經捲入一場國際暗殺陰謀，致命毒物正導致他的身體慢慢失去功能。

隔天，馬可夫的病情繼續惡化，到了下午，已經連說話都很困難。一九七八年九月八日傍晚，馬可夫被送往倫敦南部巴勒姆（Balham）附近的聖詹姆斯醫院（St. James's Hospital）。在充斥各種常見事故、割傷、心臟病發作及胃痛的急診室裡，有一位男子聲稱他遭受KGB襲擊。

住院醫師伯納德．萊利（Bernard Riley）被病人的怪異說法嚇了一跳，聽馬可夫說他是保加利亞叛國者，在保加利亞有敵人，先前朋友已經警告KGB「要解決他」。對萊利來說，急診室病床上的那個男性似乎是偏執狂或有妄想症。這位患者確實在發燒，並且體溫升高，但這可能是任何感染引起的，例如流行性感冒或胃腸炎。馬可夫的主訴還包括噁心和嘔吐，他回想前一天發生的事件，確信自己被毒鏢擊中腿部，但是儘管院方對他的大腿進行徹底檢查，並且發現一個周圍發炎，看似穿刺傷的小傷口，X光片卻沒有發現任何異物。[1]

到了九月九日週六晚上，馬可夫的情況依舊持續惡化，被轉移到加護病房。他的血壓現在是七〇／四〇mmHg，相較於正常的一二〇／八〇mmHg，這是非常低的血壓值；心跳速度為每分鐘一百六十次。馬可夫全身大汗淋漓，但還是一直喊冷。抽血檢測發現，馬可夫的白血球數（負責抵抗感染的血液細胞）高達兩萬七千（正常範圍是五千到一萬）。所有症狀都指向敗血性休克和大範圍感染，儘管院方為他注射大量抗生素，卻毫無效果。他繼續嘔吐，只是現在他的嘔吐物上還沾滿血，這是內出血的跡象，顯示胃和腸道的內壁慢慢開始分崩離析。隨著時間分秒流逝，馬可夫也停止排尿，代表腎臟開始停止運作。

當馬可夫的腎臟停止運作，液體開始淹沒肺部周圍的空間，造成他呼吸困難，呼吸效率也低落。隔天醫師為他進行心電圖檢查，結果顯示馬可夫的心臟也衰竭了，出現不穩定的不規則跳動。週一清晨，馬可夫開始神智不清，想要拔掉身上的點滴。上午九點四十五分，他的心跳停止，儘管院方極力搶救，但是在九月十一日上午十點四十分，滑鐵盧橋事件發生短短四天後，馬可夫宣告不治，享年僅四十九歲。

致命彈丸

由於馬可夫是著名的異議分子，最近還收到死亡威脅，因此警方和蘇格蘭警場比醫師更認真看待他聲稱遭到暗殺的說法。為了確定馬可夫是否真的遭到毒殺，警方下令解剖。為英國政府工作的內政部病理學家魯弗斯・克朗普頓（Rufus Crompton）博士，發現馬可夫的心臟、肺、肝臟、腸道及胰腺嚴重受損，其他器官也大量出血。淋巴腺，尤其是右側腹股溝區域——馬可夫抱怨被刺傷那一側的淋巴腺腫脹，這顯示有某種東西從背後進入馬可夫的腿部，接著進入淋巴腺，再進入體內的血液循環。淋巴腺嚴重腫脹，代表馬可夫的身體正在對抗某種毒素。

蘇格蘭警場認為需要專家進一步調查，於是召集波頓當實驗室的科學家，這是冷戰期間為英國國防部研發生物武器的最高研究機構。醫務官羅伯特・加爾（Robert Gall）博士鉅細靡遺地檢查馬可夫的屍體，注意到有一顆滾珠軸承形狀的小物體埋在馬可夫的大腿裡。這顆小金屬彈丸中間似乎鑽了兩個孔，材質是鈦鉑合金，可能是因為這種金屬可以躲過人體免疫系統的偵測；兩個孔洞讓它能夠儲存某種有毒物質，而且這顆彈丸表面可能鍍上一層凝膠狀塗層，避免毒物滲漏。快速計算的結果顯示，彈丸內部可以容納大約四百奈升（十億分之四百公升）或五百微克（一百萬分之五百公克）的物質。但這顆彈丸現在是空的，沒有它到底裝過何種致命物質的線索。

馬可夫血液中的細菌檢測結果為陰性，代表這顆彈丸內裝的不是細菌。病毒呢？這顆彈丸確實夠大，足以容納許多病毒粒子，但是馬可夫的死亡太過突然，症狀發作得太快，不可能是由病毒引起的。那麼細菌毒素呢？可能的候選人有白喉毒素或破傷風毒素，但它們不會引起馬可夫的那些症狀，而且無論怎麼說，大多數人都已經接種過這些疾病的疫苗。檢警也考慮過砷或氰化物等化學毒物，不過儘管這些毒物極其危險，這顆彈丸能容納的氰化物至少比致死劑量少十倍。正如偉大的福爾摩斯所說：「一旦你排除了所有的不可能，剩下來的，無論多麼不可能，都必定是真相。」現在剩下的選項就是天然植物毒素，而其中可榨油的蓖麻植物的蓖麻毒素似乎是最有可能的答案。但是這顆彈丸能容納的蓖麻毒素劑量，是否足以殺死一個人？

雖然科學家掌握一些關於蓖麻籽意外中毒的資訊，但這是第一次有人被刻意注射純化的濃縮蓖麻毒素。為了確定馬可夫是否真有可能是遭到蓖麻毒素毒死，研究人員決定測試少量純蓖麻毒素對動物的影響。豬的體重與人類差不多，體內的循環系統也和人類非常相似，研究人員對一頭豬注射蓖麻毒素，劑量與他們推測馬可夫接受的劑量相同。剛開始的六個小時，什麼也沒發生——接著這頭豬開始生重病。不僅發高燒，白血球數量也飆升，就和馬可夫一樣；這頭豬的健康狀況顯然非常糟糕，心電圖顯示牠的心律嚴重異常，就和馬可夫一樣。二十四小時後，這頭豬便死了。檢查發現，牠的內臟有和馬可夫相同的損傷。雖然無法明確證明蓖麻毒素就是那顆彈丸裡的致命物質，但法醫單位根據大量證據判定，馬可夫是被四百五十微克的蓖麻毒素殺死。

經過拼湊推敲後，警方研判這顆膠囊彈丸外層塗上一層蠟，防止內容物外洩。當彈丸進入馬可夫體內，蠟塗層就會慢慢被體溫融化，於是蓖麻毒素會逐漸釋放到血液中。但這顆彈丸一開始是怎麼進入馬可夫腿部的？這顆彈丸沒有變形，但是當子彈進入身體時通常會變形，而且馬可夫的牛仔褲上也沒有粉末燒傷的痕跡，代表凶器不是傳統的槍枝。結論是凶手使用某種壓縮空氣或彈簧上膛的裝置，但這種裝置又是怎麼不被發現的？

人們常說，最佳的藏身地點就是在光天化日之下，而在倫敦隨處可見的就是雨傘。根據馬可夫描述他在入院前幾天的遭遇，強烈暗示在公車站戳到他的那把雨傘，其實是一把壓縮空氣槍。凶手將雨傘尖端抵住馬可夫的腿，觸發一顆子彈射穿馬可夫的褲子進入大腿。使用致命毒素和特殊凶器這兩項特徵，讓人將懷疑的矛頭直接指向一號實驗室。[2]

蓖麻毒素的致死原理

令人驚訝的是，只要不比幾顆食鹽大多少的蓖麻毒素粉末就足以致死。本書前面提到的毒素會與嵌入細胞膜中的特定蛋白質分子相互作用，在神經細胞外部產生作用；但是蓖麻毒素不同，它會攻擊體內的每個細胞——不過它必須先進入細胞內部，才能充分發揮破壞力。

蓖麻毒素帶領我們踏上一段進入細胞核心的旅程，深入製造生命必需蛋白質的細胞工廠。從生長頭髮和指甲，到在腸道裡產生酶來消化食物，我們身體所有的功能都需要蛋白質來運作。蛋白質構成我們的神經細胞，不僅在身體內傳遞訊息，也讓心肌能將氧氣輸送到身體和大腦，具有至關重要的功能。還有一些蛋白質會構成抗體，保護身體免受病原體侵害。

正如一個英文句子是將一連串的字母按照特定順序排列而形成，蛋白質也是按照特定順序排列的胺基酸形成。書寫英文句子時，可以從二十六個字母中挑選任何一個放入句中空格，但是對蛋白質而言，只能從二十種胺基酸中擇一放進空格。不是所有的字母順序都可以組成一個連貫的句子；同理，也不是所有可能的胺基酸序列都能產生蛋白質。據估計，人體中大約有十萬種全然不同的蛋白質，由十萬個獨特的胺基酸序列產生。大多數人都很熟悉DNA藍圖決定我們是誰的這個普遍概念，而DNA其實是透過決定形成人體所有蛋白質的胺基酸序列來做到這一點。

當細胞需要某些蛋白質時，細胞核中會形成這個DNA藍圖某個特定部分的複製品，這個過程稱為轉錄（transcription）。這些複製品稱為傳訊核醣核酸（messenger RNA, mRNA）， mRNA會在稱為轉譯（translation）的過程中轉換為蛋白質。轉譯過程的關鍵是，細胞裡有一種稱為核醣體（ribosome）的特殊複合物——一種由蛋白質和核酸組成的大型複合物，它會讀取基因編碼，然後根據編碼，將胺基酸以正確的順序連接在一起。就像機器一樣，身體細胞製造的蛋白質最終會損耗，被新製造的蛋白質取代。有些蛋白質只能作用幾個小時，也有一些蛋白質可以持續作用數天；但無論是哪一種，蛋白質最終都會耗損，並且需要更新。如果產生新蛋白質的機器不再運作，細胞就會逐漸耗損，欠缺修復，最終死去。

蓖麻毒素的蛋白質也恰如其分地被歸類為核醣體抑制蛋白（Ribosomal Inhibiting Protein, RIP；縮寫與「安息」（Rest In Peace）相同），因為它會破壞核醣體，使其無法製造新的蛋白質。蓖麻毒素由兩條蛋白質鏈（名字也很有科學感：A鏈和B鏈）組成，以兩個硫原子間的單一化學鍵結合在一起。蓖麻毒素分子的兩個成分就像一個郵件炸彈：一部分是將炸彈送到目的地的地址；另一個部分則是抵達目的地時爆炸的炸藥。蓖麻毒素的B鏈可以與所有嵌入細胞膜中的蛋白質緊密結合，而A鏈（炸彈）就在結合處造成損害。蓖麻毒素會劫持細胞的正常運作，被細胞吸收到內部後，就會開始尋找蛋白質轉譯的位置。此時蓖麻毒素的兩條鏈就會分解，釋放A鏈。獨立的A鏈會尋找核醣體，並針對它們進行破壞。有別於只能使用一次的子彈，蓖麻毒素A鏈在一個核醣體分子中引發化學分解後，會繼續在細胞周圍遊蕩，尋找其他核醣體進行破壞。如此一來，蓖麻毒素Ａ鏈的一個分子每分鐘就能破壞一千五百到兩千個核醣體。

按照這個速度，蓖麻毒素不需要太久的時間就能殺死細胞中的每個核醣體。失去活性的核醣體現在無法再製造新的蛋白質，身體裡的細胞便開始急速崩解。蓖麻毒素可以接二連三地破壞核醣體，只要單一的蓖麻毒素分子就足以殺死一個細胞。當死亡的細胞多到一定數量時，身體組織就會開始分解，血液進入腸道和尿液，造成體內發生病變與出血，導致更多的細胞死亡，肝臟、心臟、腎臟，甚至大腦等器官中剩餘的活細胞數量將不再足以發揮作用。

然而，我們的身體不會不戰而降，身體的免疫系統會感知到有外來入侵者，開始調動白血球攻擊並消滅蓖麻毒素分子，同時產生抗體來破壞侵略身體的蓖麻毒素，這會導致血液中循環的白血球數量顯著增加。然而，僅僅一個蓖麻毒素分子的Ａ鏈就能造成這麼大的傷害，代表只要極少量的毒素就能極度致命。理論上，三微克（一百萬分之三公克）的蓖麻毒素，就含有足以殺死體內所有細胞的蓖麻毒素分子。

接觸蓖麻毒素後出現的具體症狀，取決於下毒方式。吸入蓖麻毒素會引起氣管和肺部刺激與出血。隨著身體受損的部位增加，隨之而來的是嗜睡和發燒症狀，血液和液體開始滲入肺部，造成呼吸越來越困難，最終導致呼吸衰竭死亡。注射蓖麻毒素則會在注射部位造成一些局部損傷，但是隨著毒素進入身體各部位，會出現發燒、噁心及出血等症狀，導致器官衰竭與死亡。服用這種毒素則會引起嘔吐和噁心、胃與腸道出血和休克，通常在暴露後三到五天死亡。不過，服用蓖麻毒素的危險性會略低，是因為消化系統可以分解大量的蓖麻毒素蛋白質，使它們失去活性，因此殺手必須在食物中放入比注射時多一百倍的蓖麻毒素，才能殺死受害者。奇怪的是，許多植物都含有致命的蓖麻毒素A鏈，包括大麥和小麥，不過因為這些植物沒有能與蛋白質受體結合的B鏈，所以A鏈無法進入細胞內部造成破壞，因此小麥和大麥可以安全食用。

蓖麻毒素對殺手的吸引力，不僅在於只要微量就能導致死亡，還因為它沒有已知的解毒劑或治療方法，唯一能做的就是治療症狀，並緩解垂死受害者的疼痛感。目前已經開發出更先進的方法來檢測蓖麻毒素，疫苗的臨床試驗也展開了。然而，疫苗主要是預防之用，一旦蓖麻毒素占據受害者的身體，疫苗就沒有價值了。

誰殺了馬可夫？

種種跡象都強烈顯示，暗殺馬可夫的凶手是獲得KGB協助的保加利亞當局。警方當然只有間接證據，但是拼湊起來似乎極具說服力。不過，依舊缺少確鑿的證據，因為證據被深鎖在鐵幕之後。到了一九七九年底，警方已經停止調查馬可夫謀殺案。

往後十年都沒有再出現新的資訊；接著社會主義國家組成的東方集團（Eastern Bloc）崩潰，

柏林圍牆倒塌。保加利亞特勤局有許多檔案被大火燒毀，很可能是該局過去的成員試圖隱瞞在共產黨政權期間的行為。但最終被公開的文件裡不僅記錄了保加利亞參與暗殺馬可夫的內容，還清楚指出被選中執行暗殺的人。這個代號為皮卡迪利（Piccadilly）的情報員駐點在丹麥，曾接受保加利亞特勤局要除掉馬可夫的「特殊訓練」。完成任務後，皮卡迪利獲得兩枚獎章、幾次免費假期和三萬美元。

但皮卡迪利情報員究竟是誰？在馬可夫遇刺二十七年後，終於確認了他的身分，就是以古董商身分作為掩護的丹麥公民法蘭切斯科．古利諾（Francesco Gullino）。一九七八年，古利諾往來丹麥和英國數次，根據保加利亞特勤局的檔案，馬可夫被「除掉」時，古利諾是他們在倫敦唯一的情報員。古利諾在襲擊馬可夫後，隔天離開倫敦，搭機飛往羅馬。據稱他抵達後，便站在羅馬聖彼得廣場的一個指定地點，讓保加利亞接應人知道任務已經完成。

儘管古利諾後來被丹麥、英國及保加利亞警方逮捕並審訊，但是由於缺乏具體證據，他最終被釋放。對他的不利間接證據都相當有力，但他否認與馬可夫案有任何牽連，並堅持馬可夫的暗殺案根本是為了栽贓保加利亞而精心策劃的陰謀，是冷戰期間反共宣傳的一環。

奪命退休規畫

在風景宜人的佛蒙特州鄰近尚普蘭湖的謝爾本（Shelburne）地區的一家養老院，應該是個與冷戰高峰期的間諜活動和政治暗殺八竿子打不著關係的地方。儘管牽涉到的人和動機都大不相同，但選擇的毒藥都是一樣的：蓖麻毒素。

延齡養老院（Wake Robin Retirement Home）是一家高級養老院，主打這裡的住民「充滿活力並積極，能在社群中放心做自己」。雖然大多數住民在閒聊或家人的探訪中打發時間已經心滿意足，但七十一歲白髮蒼蒼的貝蒂・米勒（Betty Miller）決定培養一個新嗜好：她的退休娛樂是嘗試在廚房裡自製毒藥。

在她小公寓的爐子上方放了好幾個玻璃罐，上面都仔細標明內容物：「櫻桃籽」、「蘋果籽」、「紅豆杉籽」、「蓖麻豆」和「蓖麻毒素」。對退休的人來說，這些是極不尋常的收藏品。更令人不安的是，廚房裡的籐籃裡藏著幾個藥罐，其中裝著一個黃白色粉末，標示著「蓖麻毒素」的那個罐子已經半空了。米勒確實相當勤奮，還在網路上搜尋製作蓖麻毒素的說明。警方後來發現有人使用養老院的筆電，列印一份標題為「如何製作蓖麻毒素」的網路說明。

米勒的製毒過程是，先從延齡養老院院區生長的植物上，採收三十到四十顆蓖麻籽，接著在廚房裡用這些原料製作大約兩到三匙的蓖麻毒素。二〇一七年十一月，米勒向延齡養老院的醫護人員透露，她曾試圖用自製的蓖麻毒素毒害其他幾位住民，並坦承過去幾週已經在其他住民的食物和飲料裡加入多份蓖麻毒素。養老院的工作人員立刻聯繫警方，警方也通知聯邦調查局（Federal Bureau of Investigation, FBI），因為這種毒素具有相當的危險性。

不到幾個小時，警方、FBI、佛蒙特州的有害物質應對小組（Vermont's Hazardous Materials Response Team）及國民警衛隊（National Guard）第十五支民間分隊，都來到米勒的公寓。值得注意的是，米勒能夠自行開車前往佛蒙特大學醫學中心（University of Vermont Medical Center）接受評估和觀察。她在隔天接受聯邦調查局訊問，並告訴調查人員，她在去年夏天開始對植物性毒藥產生興趣。至於她為什麼要製造蓖麻毒素，並加入其他住民的飲食中，米勒的解釋是，她的目標是使用蓖麻毒素自殺，但想先測試它對其他人的影響。

對相關住民來說，還好服用蓖麻毒素是最無效的下毒途徑。事實上，儘管有一位住民的蓖麻毒素殘留檢測結果呈現陽性，但是沒有任何人出現蓖麻毒素中毒的跡象。儘管米勒查閱網路說明，卻無法獲得製造純化蓖麻毒素所需的適當實驗室設備，加上蓖麻毒素會在胃和腸道裡被分解，這些可能都是養老院住民免於受害的原因。在看到這些受害者的健康並未因為她的實驗而惡化，米勒便製作出一種更強效的混合物，加入一位「朋友」的茶裡。雖然她的朋友出現短暫的胃部不適，但幸運的是似乎沒有造成永久損傷。

米勒遭到逮捕，並以在未經政府許可的情況下，擁有已知生物毒素的罪名被起訴；沒有人提出與中毒未遂有關的指控。在宣判時，法官斥責米勒「冷酷無情地將他人的生命玩弄於股掌之間」，並指出蓖麻毒素「非常嚴重，被視為一種大規模毀滅性武器」。不過，法官也認可米勒必須尋求心理治療。最後，米勒必須賠償延齡養老院九萬美元的危險物質清理費用，法官另外再判處她一萬美元的罰款。她被判五年緩刑，必須接受強制性精神治療。延齡養老院隨後發表聲明，指出當局宣布院區已完全不受蓖麻毒素汙染，管理階層將繼續關注住民的舒適和隱私，為保護住民而採取的措施之一，就是移除所有用於造景的蓖麻植物。

蓖麻毒素的療效

就在一個多世紀前，諾貝爾獎得主保羅・埃爾利希（Paul Ehrlich）提出「魔術子彈」（magic bullet）的概念：一種可以直接殺死預設的目標細胞（如癌細胞或感染細胞），而不會影響周圍所有正常細胞的藥物。蓖麻毒素在殺死細胞方面當然非常有效，但缺乏選擇特定細胞的能力。為了克服這個問題，科學家一直在尋找將蓖麻毒素運送到目標「壞」細胞的方法。最廣泛使用的載具是抗體，因為它們具有尋找並鎖定細胞表面特定蛋白質的驚奇能力。一九七六年，波士頓大學（Boston University）醫學院的一個研究小組發現，一種連接有毒的蓖麻毒素A鏈與抗體的方法，而且完全不會妨礙兩者的效果。研究人員在二〇一六年進行一項臨床研究，使用專門設計來吸引膀胱癌細胞的抗體；在抗體找到特定癌細胞並和其結合的同時，蓖麻毒素A鏈也跟著一起進入癌細胞。就像特洛伊木馬一樣，抗體加蓖麻毒素的複合物進入癌細胞內部，接著蓖麻毒素出動，殺死腫瘤。埃爾利希的魔術子彈現在似乎可望成真。即使像蓖麻毒素這麼凶險致命的毒物，先進的治療用途似乎還是能洗刷它的汙名。

目前還沒有治癒蓖麻毒素中毒的方法，但是近期的法國研究已經指出一些有希望的線索。在搜尋收錄一萬六千四百八十種不同化合物的資料庫後，研究人員發現有兩種化合物可以保護老鼠免於因致命劑量的蓖麻毒素死亡。雖然還需要更多的研究，才能將這兩種化合物製作成人類使用的藥物，但日後很有可能證明這些藥物也能用來治療其他以類似方式進入細胞的毒素（如志賀毒素（Shiga toxin））。雖然志賀毒素這個名字可能並不為人所知，但製造它的細菌和毒素的影響卻是眾所周知。志賀毒素是由某些大腸桿菌菌株產生的，會引起嚴重，通常是出血性的腹瀉，是許多與大腸桿菌汙染相關食品被召回的原因。

下一章將介紹一種多年來一直被小心翼翼守護的藥物，這是另一個「少量補身，過量則毒」的例子。這段旅程將帶我們直奔事物的核心，會看到心臟如何跳動，來讓血液在全身流動。

Chapter 6

毛地黃和死亡天使

突然以靜脈注射的方式，讓高劑量的毛地黃毒素進入體內循環，會造成心臟迅速麻痺，導致猝死。

——克莉絲蒂，《死亡約會》（*Appointment with Death*），一九三八年

毛地黃毒素和毛地黃毒的故事

毛地黃屬植物遍布西歐、西亞和中亞、大洋洲及西北非。雖然這些植物能生長在野外，但是經常被培植在花園中，因為它們的花穗很有分量，還有各種顏色與色調。「毛地黃」的英文名稱有點令人摸不著頭緒，關於它的起源眾說紛紜，但眾所周知的是，這個名稱早在一一二〇年，也就是將近一千年前，就已經以一種植物的名稱出現手稿當中。[1] 儘管這種植物有美麗的外表，卻隱藏著一個黑暗的祕密。雖然它的花朵很吸引人，但葉子含有致命的毒素，不過這種毒素在過去兩百年裡某種程度上洗刷了汙名，因為人類發現可以用來治療心臟衰竭。不幸的是，毛地黃的醫療用途同樣也能奪人性命。

毛地黃屬植物的學名是*Digitalis*，含有稱為**醣苷**（glycosides，又稱為配醣體）的化學物質，和植物生物鹼一樣可以威嚇動物，避免植物遭到食用。從毛地黃植物中萃取出的糖苷，對心臟有特殊和顯著的影響，因此被稱為「強心苷」（cardiac glycosides）。正如阿托品的英文名稱atropine，是以萃取植物的學名*Atropa belladonna*（顛茄）命名一樣，毛地黃葉子的毒素也同樣稱為**毛地黃毒**（digitalis）。這種所謂的毛地黃毒其實是多種糖苷的混合物，而其中最重要的兩種醣苷又有著令人混淆的英文名稱，分別是毛地黃毒素（digitoxin）和長葉毛地黃苷（digoxin）。

毛地黃毒素現在很少用於醫藥，因為它不僅不如長葉毛地黃苷來得有效，副作用也更多，還需要更長的時間才能從體內清除（此外，患者可能會抗拒被注射名為**毒素**結尾的藥品）。雖然毛地黃毒素目前沒有被醫界運用，但它的夥伴長葉毛地黃苷則是經常用於醫療。

長葉毛地黃苷的現代醫學用途，始於十八世紀英國施洛普郡（Shropshire）的威廉・威瑟林（William Withering）醫師，他想找到治療全身水腫（dropsy）病人的方法。這種症狀現在被稱為水腫（edema），成因有很多，但一個重要的原因是心臟衰弱或心臟衰竭。雖然這個名稱看起來很可怕，但心臟衰竭並不代表心臟已經停止運作，而是指它的效率降低。心臟衰弱或效率低下，不僅會導致含氧血液無法順暢地輸送到全身，心肌也會增厚並變硬；血液循環不良則會導致腎臟停止正常運作，而由於腎臟的作用之一是排出體內多餘的水分，因此當腎臟功能不正常時，液體就會聚集在軟組織周圍，通常會導致小腿、腳踝及腳部腫脹，引發四肢疼痛和壓痛，這個過程便稱為水腫。此外，液體也會積聚在肺部周圍，造成肺部更難妥善地吸氣膨脹，導致呼吸急促與疲勞症狀。綜上所述，這些症狀通常被描述為鬱血性心臟衰竭（Congestive Heart Failure, CHF）。

威瑟林聽說有一位住在森林裡的女性會調配治療心臟病的草藥，而在接受她的草藥治療後，威瑟林的許多水腫患者確實都顯著康復。出於好奇，威瑟林說服這位女士分給他一些這種草藥，並隨後得知草藥的主要成分是毛地黃的萃取物。於是威瑟林開始進行一系列使用毛地黃治療患者的實驗，小心翼翼從低劑量開始，然後逐漸增量，直到病情改善為止。威瑟林的研究現在被認為是首度針對一種藥物進行的臨床試驗，他是藥物發現的先驅。

雖然少量的毛地黃似乎對身體有好處，但威瑟林也指出，較高劑量會使得毒性開始出現。時至今日，依舊需要小心監督患者服用毛地黃（更明確地說是它的現代衍生物——長葉毛地黃苷）的原因之一，就是因為長葉毛地黃苷要發揮治療效果的劑量，和引起毒性副作用的劑量非常接近。

死亡天使

二〇〇六年三月二日，查爾斯．卡倫（Charles Cullen）被帶到紐澤西州薩默塞特郡（Somerset County）的法庭，等待主審法官做出宣判。卡倫一動也不動地坐著，拒絕發言，一直盯著地面，無視受害者家屬講述他的行為造成的重大損傷，甚至當惱怒的法官對他加以譴責時，也得不到一絲回應。最終卡倫被判處十一個無期徒刑，需在州立監獄服刑三百九十七年不得假釋。

卡倫接受警方訊問時，坦承在長達十六年的瘋狂殺人期間，分別在七家醫院殺害多達四十名患者，但許多調查人員認為實際受害人數應該接近四百人。所有受害者都是在卡倫擔任加護病房護理師期間，於醫院病房死亡。受害者幾乎沒有共同點，年齡從二十一歲到九十一歲不等，有男有女；一些人病況危急、一些人即將出院返家。媒體在審判期間稱呼卡倫為「死亡天使」（The Angel of Death），但他根本不是那種為了讓患者解脫而下手的凶手。

卡倫在一九六〇年出生於紐澤西州西奧蘭治（West Orange），是八個孩子中的老么。生命似乎從來不曾善待卡倫，父親在他嬰兒時期去世，母親也在他十七歲時於一場車禍中喪生，喜歡被稱為查理（Charlie）的他，經常感嘆自己的悲慘童年。母親去世後，卡倫輟學並加入美國海軍，最後在一艘潛艦上服役，隸屬於潛艦操作海神（Poseidon）彈道飛彈團隊。在這段時間，周圍的人開始發現他的精神不穩定。有一次，卡倫值勤時穿的不是潛艦船員的常規制服，而是他從醫療櫃偷來的手術服、口罩和手套。恰好潛艦指揮官也認為他不符合操作彈道飛彈的資格，因此被轉調到水面補給艦，直到一九八四年因為醫療因素退役。回到平民社會後，卡倫便進入紐澤西州山坡醫院（Mountainside Hospital）護理學院就讀。

畢業後，卡倫連續在八家不同的醫院工作，並疑似傷害其中六家醫院的病患，但是這些懷疑從未傳到後來的雇主耳裡。很多時候醫院都沒有通報警方，只是進行漏洞百出和敷衍了事的內部調查，最後也沒有任何決定性的調查結果。醫院管理階層認為，如果外界知道他們雇用一位殺人護理師，就得面臨各種訴訟。因此卡倫完全不會被追究責任，只要在每次周圍開始懷疑時辭職就好，院方也只要丟出這個燙手山芋就沒事了。由於一九九〇年代護理人員嚴重短缺，卡倫很容易就能找到新工作，尤其是他又特別愛輪值大家討厭的大夜班。

一九九三年，卡倫在紐澤西州菲利普斯堡（Phillipsburg）的沃倫醫院（Warren Hospital）工作，任職單位正是他在許多其他醫院夢寐以求的心臟疾病和加護病房，因為在這裡很容易就能神不知鬼不覺地下手殺人，畢竟死亡在這裡是家常便飯。值得注意的是，這些單位也是卡倫可以輕鬆取得長葉毛地黃苷的地方。

海倫．迪恩（Helen Dean）太太是沃倫醫院的一位年長病患，接受乳腺癌手術後的復原情況良好，甚至隔天就要出院了。兒子賴瑞（Larry）在她住院期間一直固定探病，彷彿從未離開她的床邊。

卡倫走進病房時，賴瑞正坐在母親身邊。賴瑞覺得很奇怪，因為從母親入院以來，他每天都在醫院，幾乎認識院內的每位護理師，卻從未見過卡倫。然而，當卡倫要求賴瑞離開病房時，他還是按照吩咐離開，到餐廳喝杯咖啡。卡倫的手掌小心翼翼地藏著一支注射器，裡面裝著三安瓿（ampoule）的長葉毛地黃苷，總共一．五毫克，是建議劑量的三倍。迪恩知道她即將返家，不確定為什麼還要施打更多的藥物，但是出於相信護理人員，還是允許卡倫為她注射。

賴瑞回來時，卡倫已經離開了。「他戳了我！」迪恩抱怨道，她拉起病人服，向兒子展示卡倫注射的位置，她的大腿內側有一個針刺的傷口。賴瑞找來醫師，醫師看了傷口一眼，認為這可能是蟲子叮咬。

在迪恩原定出院的隔天早上，卻再也無法離開了。她突然病得很重，大汗淋漓，筋疲力盡。迪恩的心跳變得非常不穩定，最終停止，回天乏術。賴瑞瘋狂地找母親的腫瘤科醫師，後者證實迪恩沒有被安排進行任何注射。賴瑞向其他護理師抱怨時，得知那個神祕的男護理師姓名。賴瑞現在確信母親的死另有隱情，卡倫必須為此負責。他打電話給沃倫郡（Warren County）的檢察官，表示他的母親遭到謀殺，而且知道是誰下的手。

卡倫輪番遭到迪恩的腫瘤科醫師、醫院管理人員、卡倫的護理主管，以及沃倫郡重大犯罪檢察官辦公室的調查人員詢問，要求卡倫仔細說明導致迪恩死亡的種種事項。卡倫否認曾為對方注射任何東西，甚至通過測謊。同時，法醫辦公室從迪恩腿部的注射部位周圍採集樣本，並進行一連串測試。雖然法醫測試近百種可能致命的化學物質，但是出於某種原因，長葉毛地黃苷被忽視了。測試結果沒有發現任何化學物質，因此迪恩被裁定為自然死亡，但是賴瑞仍然相信母親遭到謀殺，並在他生命的最後七年裡試圖證明卡倫有罪。賴瑞於二〇〇一年去世，在他家的冰箱裡發現已故迪恩的血液和組織樣本，顯示他當時仍然試圖證明母親是遭到謀殺。又過了五年，卡倫才對迪恩的謀殺案認罪。

一九九八年十二月，卡倫在費城伊斯頓醫院（Easton Hospital）擔任護理師。七十八歲的奧托瑪．施拉姆（Ottomar Schramm）是伯利恆鋼鐵（Bethlehem Steel）的退休工人，因癲癇發作而從養老院轉到伊斯頓醫院。施拉姆的女兒克莉絲蒂娜（Kristina）對進來檢查父親的男護理師毫無戒心，不過當對方表示必須帶施拉姆離開房間，「進行一些檢查」時，她還是有點擔心；對方說自己隨身攜帶的注射器是「萬一（她父親的）心臟停止跳動」才會使用。由於加護病房的大多數患者都使用點滴來維持水分，也更容易給藥，因此卡倫只要利用已經存在的東西即可，將長葉毛地黃苷注射到點滴袋裡，讓點滴緩慢而無情地將藥物滴入施拉姆的血液裡。

克莉絲蒂娜再次見到父親時，發現他看起來很不舒服，比剛入院時的樣子還要糟糕。他的心跳不穩定，時快時慢，沒有明確的模式。他的血壓急劇下降，每況愈下的情況已經無力回天。克莉絲蒂娜接到一通主治醫師打來的奇怪電話，通知醫院裡有人為她父親安排一連串未經授權的血液檢查，而檢查結果顯示她父親體內有長葉毛地黃苷，但是在施拉姆的處方裡並沒有這項藥物；事實上，施拉姆根本禁用長葉毛地黃苷，因為他裝置心律調節器，然而他的血液裡不僅有長葉毛地黃苷，濃度甚至高到破表。凌晨一點二十五分，克莉絲蒂娜又接到一通電話，表示她父親的血液中長葉毛地黃苷檢測仍然呈陽性，並且已經過世。

駭入藥品機

雖然卡倫偶爾會使用其他藥物，如胰島素和利多卡因殺死患者，但強效心臟藥物長葉毛地黃苷成為他最喜歡的藥物。長葉毛地黃苷在加護病房很容易取得，而且卡倫找到方法來隱藏他取得這種藥物的紀錄。

醫院的藥物不是簡單地放在一個上鎖的櫥櫃裡，而是放在皮思智慧藥櫃（Pyxis MedStation）裡，這種藥櫃基本上就像大型金屬收銀機，上方裝置電腦螢幕和鍵盤，只不過裡面裝的不是交易用的現金，而是要分發的藥品。醫院的管理人員很愛用皮思智慧藥櫃，因為它可以有效追蹤每個護理師的藥物使用方式，每次領取藥物的紀錄都會與特定患者的帳戶連線，簡化計費過程；還會在特定藥物不足並需要補貨時通知藥局。和所有裝置一樣，一旦開始投入使用，就會有人想辦法規避系統限制，並利用它的弱點。卡倫曾在核子潛艦上工作，對技術裝置並不陌生。

令人驚訝的是，沒有紀錄顯示卡倫曾使用皮思智慧藥櫃取得長葉毛地黃苷。因為卡倫已經發現，如果先為病人訂購長葉毛地黃苷，然後迅速取消訂單，裝了藥物的抽屜仍然會彈開。這樣一來，他就能輕鬆拿出長葉毛地黃苷，而不會在系統中留下取藥的紀錄。後來的調查顯示，雖然皮思系統中沒有卡倫取出長葉毛地黃苷的紀錄，但他取消的訂單數量異常地多。當卡倫覺得調查人員快要察覺他動的手腳時，這些取消訂單的行為突然停止了；不幸的是，殺人行動並未跟著終止。卡倫現在反而似乎訂購大量的止痛藥泰諾（Tylenol），但是他為什麼要大費周章地登錄皮思智慧藥櫃，只為了一次拿一顆泰諾藥丸？直到另一位護理師使用皮思藥櫃訂購乙醯胺酚（Acetaminophen，泰諾的主成分）時，卡倫的盤算才真相大白：當護理師按下「確定」鍵，藥物抽屜便會彈開，乙醯胺酚旁邊放的就是長葉毛地黃苷，因為它們的名稱同屬於A到D的範圍，所以會放在同一個抽屜裡；卡倫只是聲東擊西，拿走不是他訂購的藥物。

卡倫被逮

二〇〇二年九月，卡倫被聘任為紐澤西州薩默塞特醫院（Somerset Hospital）的加護病房護理師。令人驚訝的是，醫院的人資部門並不知道卡倫的黑暗過去，對他被前六家醫院被解雇或鼓勵辭職的情況一無所知，也不知道他曾因傷害病人受到調查。新雇主並不知道卡倫身上已經揹了幾十條人命，一旦他開始在薩默塞特醫院工作，還會再犯下十幾起謀殺案。

弗洛里安．加爾（Florian Gall）牧師因為淋巴腺腫大和發燒超過華氏一百度（約攝氏三十七．八度），被送到薩默塞特醫院加護病房，兩者都是大規模細菌感染的症狀。肺部的細菌浸潤導致肺炎，因此加爾被裝上呼吸器協助呼吸。他還有心房顫動的跡象——心臟的腔室在完全充血之前就過快收縮，導致血液在肺部和身體流動的效率低下。一位心臟內科醫師開立長葉毛地黃苷，來減緩加爾的心跳。當然，這是正確劑量的長葉毛地黃苷應該發揮的效果。

起初，藥物似乎讓加爾的狀況有所改善，但是他到了半夜開始呼吸困難。和正常的穩定節律相反，加爾的心跳變得不規則、效率低下，發生顫抖與心悸。心臟混亂的收縮無法將氧氣輸送到全身，導致呼吸困難。六月二十八日上午九點三十二分，牧師的心臟突然無預警完全停止跳動。急救小組立即採取行動，在接下來半個小時努力搶救。儘管急救小組盡了最大努力，加爾的心臟依舊毫無反應，最後在上午十點十分宣告不治。

加爾去世時的血液檢查顯示，體內的長葉毛地黃苷濃度異常地高，實驗室的報告令人驚懼。六月二十日，加爾體內的長葉毛地黃苷濃度為一．二；二十二日的數字是一．〇八；二十三日則為一．三三；二十八日黎明的抽血結果顯示，他體內的長葉毛地黃苷濃度已經躍升到九．六一，而這個數字只要超過二．五就具有毒性。

史蒂芬．馬庫斯（Steven Marcus）博士是紐澤西州毒物管制中心（Poison Control Center）主任。當薩默塞特郡的一位藥劑師打電話給他，詢問長葉毛地黃苷濃度怎麼會如此快速飆高時，他便意識到這是長葉毛地黃苷使用過量的情況。因為血液中的長葉毛地黃苷高得非比尋常，馬庫斯立刻懷疑有人動手腳，他和薩默塞特醫院進行電話會議，認為對方需要報警。然而，醫院管理部門擔心與警方聯繫會「讓整個機構陷入混亂」2，希望在做出倉促的判斷前，先進行內部調查。薩默塞特醫院最終同意和警方聯繫，只不過是在拖延了三個月後。

薩默塞特郡的警探會見醫院管理人員，討論在加護病房發生的死亡事件。當警探要求查看醫院加護病房的皮思智慧藥櫃紀錄時，醫院管理人員表示這麼做毫無意義，因為紀錄只會儲存三十天。然而，該機器的製造商卡地納健康集團（Cardinal Health）告訴警方的資訊卻與院方說的相反，紀錄並不會在三十天後刪除。警方取得卡倫不尋常地使用皮思智慧藥櫃給藥的關鍵證據後，便通知薩默塞特醫院，卡倫是他們的頭號嫌犯；醫院的反應則是解雇卡倫，撇清關係。

卡倫遭到解雇後，醫院完全不願合作。不過，警方找到薩默塞特加護病房的一位護理師，她是卡倫的朋友，兩人經常一起上夜班。她的存在彌足珍貴，因為事實證明她蒐集的證據足以讓警方最終在十二月十二日逮捕卡倫。卡倫在審訊期間坦承長期以來殺人如麻，並在二〇〇六年遭判刑定讞。

每次醫院懷疑卡倫周圍發生的死亡事件時，最關心的就是怎麼擺脫他。每次卡倫辭職，都會得到一封中立的推薦信，讓他能在另一家醫院獲得護理師的工作；一遍又一遍地重複有人死亡、起疑、辭職和推薦信的模式。天知道如果管理人員能更關心患者的安危，而不是可能的官司，就能救回多少性命。二〇〇五年，紐澤西州州長簽署《醫療照護專業責任和報告州法》

（State Health Care Professional Responsibility and Reporting Act），要求醫院向監管機構通報醫療照護人員的任何可疑活動，並對所有醫療照護執照持有者進行犯罪背景調查，這項新法也被稱為「卡倫法」。

心臟失能的問題

心臟是一個驚人的器官，每小時收縮約四千八百次，讓血液能在全身流動。心臟一年會跳動四千二百萬次，所以如果活到八十歲，你的心臟一生會跳動超過三十億次。每天大約有二千加侖（約七千五百七十公升）的血液流經心臟，而一般的車輛駕駛一年只會用到六百加侖（約二千二百七十公升）的汽油。

我們傾向把心臟想成一個簡單的幫浦，推送血液分流到全身各處。但心臟事實上是由兩個幫浦組成，心臟右側負責從身體接收缺氧血（deoxygenated blood），接著推送到肺部，讓紅血球在肺部攜帶氧；接著，來自肺部的這些血液會返回心臟左側，讓心臟將這些充氧血（oxygenated blood）輸送到身體其他部位。心臟的左右側都被細分為較小的心房（atria，拉丁語的「入口」），和較大的心室（ventricles，拉丁語的「腔室」）。血液會先進入心房，再被擠入心室；右心室會將血液送到肺部，左心室則是將血液送到身體。

為了有效運作，心房與心室的收縮必須完美搭配。心房必須先收縮，使心室充滿血液，心室才能接著收縮送出血液，完成後整個系統會再度重置，開始新一輪的收縮。這種協調的收縮動作是由心臟的電訊號負責控制，因此可以想像當電訊號中斷時，心房和心室收縮會有多麼容易失調並陷入混亂。值得注意的是，每一輪協調收縮的時間只需要不到一秒。心室的收縮力道非常強，如果主動脈（從心臟左側向外流的主要動脈）被切斷，比如遭刺傷，血液可以向外噴到距離傷口十英尺（約三公尺）的地方。

長葉毛地黃苷的治療與致死原理

長葉毛地黃苷以兩種方式治療心臟衰竭；它能加劇每一輪收縮，並減緩心臟中的電訊號傳遞。心臟主要由心肌細胞（cardiac myocytes）這種特殊細胞構成，這些正是實際進行收縮，讓心臟能擠出血液的細胞，包括心肌細胞在內的所有肌肉細胞都需要鈣才能正常運作。我們以為鈣只有對牙齒和骨骼很重要，但其實它在體內有很多功能，包括控制肌肉收縮。

悉尼．林格（Sydney Ringer）在一八八〇年代首次發現鈣對心跳的重要性，當時他正在尋找方法延長從青蛙身上取出心臟的跳動時間，這樣才能用來進行更仔細的研究。林格發現浸泡的溶液必須加入鈣，否則心臟就無法正常跳動。有了鈣，這些心臟就能好好跳動長達五個小時之久。林格針對維持心臟運作的早期實驗，對於幾年後洛維為了終結「湯與火花」之爭而進行的研究至關重要（參見第二章）。

強心苷的作用之一和長葉毛地黃苷相同，就是增加心肌內的鈣含量以支持收縮。鈣含量越高，收縮力就越強。長葉毛地黃苷的作用方式算是繞了遠路，它會干擾嵌在細胞膜中兩種蛋白質的作用：一種是鈉泵；另一種是鈉鈣交換器，藉此影響心臟收縮。

鈉鈣交換器的作用正如其名，當鈉進入細胞，就必須踢出鈣作為交換。進入細胞的鈉越多，肌肉細胞內剩下能支援收縮的鈣就越少。但是，如果有一種方法可以減少進入細胞的鈉的數量呢？

讓長葉毛地黃苷進來吧！長葉毛地黃苷會阻止一種叫做鈉泵的蛋白質工作。鈉泵的工作之一是，為鈉鈣交換器提供鈉。沒有鈉泵，就沒有鈉鈣交換器。心肌中的鈣增加，代表心臟的跳動會更強力、更有效，對心臟衰竭患者是非常有效的療法。然而，正如我們即將看到的，因為鈉泵幾乎存在身體的所有細胞中，所以長葉毛地黃苷可能會產生不良副作用。這個把戲必然只能將鈉泵的速度減慢得恰到好處，卻不能完全阻止它發揮作用，否則就會出現長葉毛地黃苷中毒的各種症狀，包括頭暈、意識模糊、噁心、嘔吐，以及視力模糊。

干擾鈣含量並非長葉毛地黃苷幫助心臟的唯一方式。正如我們所知的，心臟有一個電訊號連接系統，負責協調心房和心室的收縮。在某些情況下，電訊號可能會變得雜亂無章，不適當的訊息傳遞會導致心臟效率低落，不規則地跳動。心房顫動是一種很常見的症狀，會在心房快速又不規則收縮時發生，還可能會導致心房和心室的收縮變得各自為政。

長葉毛地黃苷減慢心臟的電訊號，從根本上讓心臟獲得平靜，並有助於恢復收縮運動的協調性。透過增加心肌細胞中的鈣，加上可鎮定心臟的電訊號，長葉毛地黃苷這類強心苷可以加強心臟收縮；收縮越強烈，每次心跳的效率就越高，鬱血性心臟衰竭的症狀也會慢慢消失。

但是，長葉毛地黃苷有所謂治療指數狹窄（narrow therapeutic window）的問題。對患者有益的長葉毛地黃苷劑量，和會引起嚴重後果的劑量之間的差異非常小。正確劑量的長葉毛地黃苷會增加恰到好處的鈣到心肌，提升收縮力道；但是過多的長葉毛地黃苷會讓鈣濃度變得極高，而異常的鈣濃度會使得心臟中的電訊號出現問題。長葉毛地黃苷會顯著增強讓心臟加速跳動的訊號。隨著心率越來越快，跳動也變得越來越不協調，導致不穩定的收縮，最終停止運動。長葉毛地黃苷會改變進入心臟的訊號，同時也會影響心臟內部的訊號。我們剛剛看到，心房收縮必須發生在心室收縮之前，這有一部分是由於心臟裡有個稱為房室結（AV node）的特殊組織，是訊號從心房傳送到心室的中繼站。長葉毛地黃苷的有毒劑量會消除房室結的功能，醫師稱為房室阻滯（AV block）。房室阻滯的人會出現頭暈、呼吸急促、胸痛和心跳漏拍的不安感，如果不及時治療，心臟就會永久漏拍，因為它會完全停止收縮，也就是心跳停止。

隨著心臟變得虛弱和癱瘓，充氧血也無法再輸送到全身，隨之而來的是呼吸急促的感覺，接著大腦斷電，最終完全失去意識。腦死且心臟停止跳動後，長葉毛地黃苷中毒的受害者便會被宣告死亡。

長葉毛地黃苷和價值數億美元的畫作

我們剛剛知道身體的每個細胞中都有鈉泵，然而眼睛的視網膜細胞又更為特別，因為每個視網膜細胞中可能有多達三千萬個鈉泵分子。

視網膜中有兩種細胞：桿狀細胞（rod cell）和錐狀細胞（cone cell）。桿狀細胞負責在微弱光源下的視覺功能，對最低亮度的光也非常敏感，甚至可以偵測到單一光子的存在，但桿狀細胞為此付出的代價是無法偵測到不同波長的光，只能看到灰階的世界。錐狀細胞對光的敏感度低很多，但是享有能夠看到顏色的極大好處。每個錐狀細胞都可以偵測到紅光、綠光或藍光；每個椎狀細胞被刺激的程度差異，讓我們可以看到所有不同的顏色。大腦有神奇的能力，可以將來自桿狀細胞和錐狀細胞的所有訊號，整合成我們眼中豐富多彩的世界。

錐狀細胞對長葉毛地黃苷的敏感度是桿狀細胞的五十倍，因此長葉毛地黃苷對辨色能力的影響遠遠大於對夜視能力的影響。服用長葉毛地黃苷治療鬱血性心臟衰竭的患者，最常反映的副作用之一就是視覺障礙，包括視力模糊、閃爍斑點及黃幻視（xanthopsia，在物體周圍看到黃綠色光暈）。

文森．梵谷（Vincent van Gogh）價值一億美元的名畫《星夜》（*Starry Night*）最顯著的特徵，就是每顆星星周圍都有黃色的冠狀光暈。這位創造力豐富的荷蘭藝術家創作的《夜間咖啡館》（*The Night Café*）和《黃色房屋》（*The Yellow House*）等許多畫作，都有使用強烈黃色的特色。究竟梵谷只是喜歡黃色，還是受到某種不為人知的健康狀況影響？

人們對這個問題有很多答案，其中之一就是梵谷中了毛地黃毒。眾所周知，梵谷患有憂鬱症和癲癇症，當時的醫師普遍認為，如果一種藥物對一種疾病有效，很可能也對其他疾病有效。雖然沒有書面證據表明梵谷曾使用毛地黃藥物，但梵谷曾為他的醫師畫過兩幅肖像畫，其中之一是《嘉舍醫師的畫像》（*Portrait of Doctor Gachet*），而這位好醫師在兩幅畫裡都拿著毛地黃花。

毛地黃中毒的解毒劑

如果有人意外使用長葉毛地黃苷過量或故意下毒，有一種藥物意外能發揮治療效果，就是前面看過的阿托品。回想一下，長葉毛地黃苷過量會導致心跳停止，而阿托品則會導致心臟加速，藉此抵銷長葉毛地黃苷的毒性作用。另一種目前更常用於治療長葉毛地黃苷過量的藥物，是從綿羊身上分離出來的抗體，它可以尋找血液中的長葉毛地黃苷，並使其失去活性。苯妥英（Phenytoin）是一種廣為使用的抗癲癇藥物，但令人驚訝的是，它還可以加速長葉毛地黃苷在體內的代謝，治療長葉毛地黃苷過量。

我們在本章看到長葉毛地黃苷如何破壞細胞中的鈉泵，影響細胞中鈉和鈣的含量。但是鈉泵其實也被稱為鈉鉀ATP酶（sodium-potassium-ATPase），代表它不僅影響鈉濃度，還會改變細胞內的鉀濃度。當長葉毛地黃苷抑制鈉泵或鈉鉀ATP酶時，鉀就會開始從細胞中滲出，提高血液裡的鉀濃度。正如將在下一章看到的，血鉀增加也會帶來致命的後果。

Chapter 7

氰化物和來自匹茲堡的教授

不，不，那杯酒，那杯酒！……我中毒了！

——威廉·莎士比亞（William Shakespeare），《哈姆雷特》（*Hamlet*）

最出名的毒藥

氰化物（cyanide）是最惡名昭彰的毒藥之一，以殺人於瞬間的特色享譽各大間諜小說和謀殺謎團。推理女王克莉絲蒂非常清楚氰化物的效果，用這種毒藥殺死了十八個角色，甚至還將她七十五部小說的其中之一直接命名為《閃閃發光的氰化物》（*Sparkling Cyanide*，中文版譯名為《魂縈舊恨》）。偵探小說家瑞蒙・錢德勒（Raymond Chandler）在最著名的《大眠》（*The Big Sleep*）一書中，用加入氰化物的威士忌賜死一位線人。內佛・舒特（Nevil Shute）的小說《世界就是這樣結束的》（*On the Beach*）描述毀滅性核戰後的澳洲生活，在故事中，澳洲政府分發氰化物膠囊給民眾，讓他們可以快速輕鬆地自殺，不需面對逼近澳洲的放射性落塵雲帶來緩慢、痛苦的死亡。同樣地，間諜小說中的祕密情報員經常也會拿到氰化物，讓他們在被抓時使用。甚至連伊恩・弗萊明（Ian Fleming）筆下的〇〇七情報員詹姆斯・龐德（James Bond）及其他情報員也都有氰化物膠囊；不過不出所料，龐德會把它扔掉。

在現實生活中使用氰化物進行謀殺或自殺的案件，同樣令人著迷和驚駭。氰化物是史上一些最惡劣犯罪行為裡使用的凶器。第二次世界大戰期間，氰化氫製作的毒氣是所謂的「最終解決方案」（Final Solution）的一部分，在奧斯威辛（Auschwitz-Birkenau）和馬伊達內克（Majdanek）的死亡集中營，毒殺了數千名囚犯。

當德國戰敗的跡象越來越明顯時，含有氰化鉀的膠囊是納粹高層首選的自殺方法，包括可怕的納粹黨衛軍（Schutzstaffel, SS）領袖海因里希・希姆萊（Heinrich Himmler），和德國空軍最高將領赫爾曼・戈林（Hermann Göring）都人手一顆；在目睹妻子伊娃・布勞恩（Eva Braun）用氰化物自殺後，希特勒也吞下氰化物並開槍自盡，終結他的第三帝國夢想。

較近期的例子出現在一九七〇年代初期的舊金山，魅力十足的邪教領袖吉姆・瓊斯（Jim Jones）吸收大量追隨者，在加州紅木谷（Redwood Valley）建立聖殿，開始宣揚自己是甘地（Gandhi）、耶穌、佛陀及列寧（Lenin）轉世。到了一九七〇年代中期，瓊斯已經說服數百人，其中有許多人還攜家帶眷，和他一起搬到南美洲蓋亞那當地與他同名的瓊斯鎮（Jonestown），加入「人民聖殿」（People's Temple）這個新烏托邦。一九七八年，關於瓊斯鎮聖殿侵犯人權和採取嚴刑峻罰的憂心言論開始浮上檯面。同年十一月，國會議員里歐・萊恩（Leo Ryan）及其他美國官員和記者，一起前往蓋亞那調查這些指控。

瓊斯起初對前來這座聚落的代表團表達歡迎之意，還在瓊斯鎮的中央涼亭為他們舉辦歡迎會，但是接著萊恩突然遭到一名持刀的聖殿士兵襲擊，身上多處受傷。負傷的他依舊成功和代表團其他成員，一起逃到瓊斯鎮附近的一座小機場，眾人分別登上兩架飛機。然而，他們才登機幾秒，槍手便迅速趕到，殺死萊恩和其他四人。當天稍晚，瓊斯召集瓊斯鎮的九百一十三位居民，其中包括三百零四名兒童，命令這些人進行他所謂的「革命行動」。所有人都拿到一杯加入氰化物的葡萄口味酷愛（Kool-Aid，沖泡式飲料粉末），父母把飲料拿給孩子喝，而護理師則用注射器將致命的混合物滴入嬰兒嘴裡。最後共有九百零九人死亡，其中三分之一是兒童。時至今日，「喝酷愛」這句話依然常在美國被用來形容「個人或團體對某種思想或某人表現出絕對服從或忠誠」。

染上氰化物

氰化物這個名字源於希臘語的kyanos，意思是「深藍色」，這個命名方式有一點迂迴。在文藝復興時期，藍色顏料都來自半寶石礦物青金石，而用這種方法製造的顏料價格極為昂貴，價值是同等重量的黃金五倍以上，因此藍色在藝術品中的使用向來相當審慎。

一七〇四年，在日耳曼普魯士王國工作的色彩製造商和藝術家海因里希・狄斯巴赫（Heinrich Diesbach），偶然發現「藍色問題」的解方。當時狄斯巴赫急於製造一批名為佛羅倫薩湖（Florentine lake）的紅色顏料，成分是煮熟的胭脂蟲、明礬、硫酸鐵和鉀鹼（potash）。除了最後一種原料外，他什麼都有了，因為手上的現金有點短缺，所以決定購買便宜的材料。煉金術士約翰・康萊德・迪佩爾（Johann Konrad Dippel）[1]非常樂意在這場騙局中提供協助，他很清楚P．T．巴納姆（P. T. Barnum）在一百五十年後推崇的概念：「每分鐘都有一個傻瓜誕生！」事實上，迪佩爾的倉庫中確實有鉀鹼，但已被動物油（一種血液和其他各種動物部位的噁心混合物）汙染，應該要扔掉。迪佩爾發現這是一個避免虧損的機會，於是將受汙染的鉀鹼賣給狄斯巴赫，雙方都覺得這是一筆划算的交易。

回到家裡，狄斯巴赫開始用硫酸鐵和受汙染的廉價鉀鹼燉煮顏料，但他得到的不是期望的鮮紅色，而是非常慘澹的泥濘鐵鏽色。此時他推測如果繼續將染料加熱得更久，讓顏色濃縮，最終還是會得到他需要的紅色。結果狄斯巴赫先獲得紫色，然後出現深藍色。狄斯巴赫連忙去找迪佩爾，想弄清楚對方賣給他什麼東西。

狄斯巴赫和迪佩爾同時意識到，這種新型合成染料有無窮的商機，立刻開始同心協力地製作大批藍色染料，賣給普魯士的宮廷藝術家。狄斯巴赫稱呼這種新染料為「柏林藍」（Berlin blue），但是英國化學家之後會將這個顏色的名稱，改為大眾更熟悉的「普魯士藍」（Prussian blue），因為當時這種新藍色的產量充足，已經能用來為普魯士軍隊的制服染色。

後來的化學分析顯示，每個藍色顏料分子的中心都是氰化物，那麼為什麼普魯士軍隊沒有全部死於氰化物中毒？雖然氰化物本身當然非常危險，但是當氰化物被更大的分子包住，就會失去殺傷力，而藍色色素就是這種安全的分子。

新的藍色染料立刻引起轟動，畫家紛紛希望在藝術作品裡使用新的藍色。威尼斯藝術家卡納萊托（Canaletto）率先使用這種新顏料，在一七四七年繪製的《西敏橋》（*Westminster Bridge*）中藉此畫出戲劇性的天空色彩。這種顏料問世兩百年後，就連巴勃羅·畢卡索（Pablo Picasso）也離不開它，不然就沒有「藍色時期」的作品了；沒有它，梵谷也無法創作出《星夜》（這幅畫也出現在第六章）。諷刺的是，儘管《星夜》現在是無價之寶，但如果不是狄斯巴赫和迪佩爾，梵谷甚至不可能負擔得起繪製這幅畫需要的大量藍色顏料。

在普魯士藍被發現後八十年，法國化學家皮耶—約瑟夫·麥克爾（Pierre-Joseph Macquer）和瑞典化學家卡爾·威廉·席勒（Carl Wilhelm Scheele）在某天下午顯然百無聊賴，決定將普魯士藍與酸混合並加熱，看看會不會發生什麼有趣的事。他們得到的是氧化鐵，更普遍的名稱是鐵鏽，以及一種除了淡淡的杏仁氣味外，幾乎無法察覺的奇怪無色蒸氣。他們製造出來的氣體就是氰化氫，冷卻後溶於水的氰化氫會產生強酸，稱為「普魯士酸」（Prussic acid），不過後來的化學家更喜歡用較為適當的化學名稱「氫氰酸」來稱呼。

氰化物是一種簡單的分子，只由鍵合在一起的兩個原子組成：一個是碳；另一個是氮。氰化物分子能和許多金屬結合，包括鐵、鈷及金。事實上，氰化物是少數會與黃金發生反應的化學物質之一，這也是氰化物可用於從金礦中萃取黃金的原因。有毒的氰化物可以固體、液體及氣體形式存在。固體氰化物是白色晶體，經常與鈉或鉀結合製成氰化鈉和氰化鉀，也可以與氫氣結合生成氰化氫。冷卻的氰化氫是淡藍色液體，但非常容易揮發，即使在室溫下主要也是以氣體形式存在，帶有淡淡的苦杏仁氣味。所有上述形式的氰化物都是致命的：只需要五十到一百毫克（〇・〇一茶匙的微量）的氰化鉀就可以殺死一個成年人。[2]

值得注意的是，當氰化物不是單獨存在，而是屬於較大分子的一部分時，會有某些完全無害的型態。例如，在普魯士藍染料中的氰化物就相當安全，因此英國肖像畫大師湯瑪斯・根茲巴羅（Thomas Gainsborough）在名作《穿藍衣的少年》（*Blue Boy*）中使用這種顏料，也不會害他應聲倒地。存在某些大分子裡的安全氰化物，也代表每天服用綜合維生素的人，可能都吞下與維生素 B_{12}（氰鈷胺素）緊密（且安全）結合的氰化物。全世界數百萬人服用的憂鬱症與胃食道逆流藥物裡，也都含有安全結合的氰化物。

飲食中的氰化物

儘管氰化物有明顯的致命特性，但是含有氰化物的食物種類多得驚人，包括杏仁、皇帝豆、大豆、菠菜及竹筍。桃子、櫻桃、蘋果和苦杏仁等李屬植物（*Prunus*）的種子或果核都含有氰化物。食用少量的氰化物不會對健康造成風險；事實上，大多數人偶爾都會吞下蘋果種子，卻沒有任何不良影響。這是因為人體有一種處理飲食中少量氰化物的機制，人體內幾乎每個細胞都含有硫氰酸酶（Rhodanese），這種酵素能將氰化物轉化為硫氰酸鹽來迅速解毒。硫氰酸鹽是一種無害的化學物質，可以安全地被腎臟過濾，並釋放到尿液中。人體每二十四小時可以處理約一公克的氰化物，只有當身體無法負荷突然湧入的大量氰化物時——特別是以殺人為目的，才會發生問題。

大多數凶手會用結晶的氰化鈉或氰化鉀下毒，雖然兩者都很容易溶於液體，但氰化鉀的溶解度是氰化鈉的十倍。即便如此，只要在一杯咖啡或一杯葡萄酒中少量溶解兩者之一都足以致命；所需的分量極少，就代表它不會產生讓受害者有所警覺的氣味或味道。結晶氰化物進入人體後會與胃酸接觸，氰化鈉或氰化鉀會轉變成氫氰酸，造成嚴重的化學灼傷。當受害者胃部出現腐蝕性灼傷，但食道沒有灼傷時，就代表受害者並非喝下任何腐蝕性物質，死因是在胃裡產生的——這是氰化物中毒的關鍵指標。固體或溶解的氰化物晶體遇到胃酸後，也會形成氣體氰化氫，接著被吸收進入血液，輸送到全身。本質上而言，受害者最終是同時被固體、液體及氣體氰化物殺死的。

被電報電纜絞死

有些人主張，辯護律師的工作不一定是證明當事人無罪，而是在陪審團的心中播下懷疑的種子。除了懷疑的種子外，約翰．塔威爾（John Tawell）的辯護還加入蘋果種子。

塔威爾在早期維多利亞時代倫敦貴格教會（Quaker）社區工作，負責妻子瑪莉（Mary）和兩個年幼孩子的生活開銷。當時的嬰兒死亡率高得驚人，塔威爾的兩個兒子也都在童年時期夭折。傷心欲絕的瑪莉沒多久就病倒了，可能是悲傷和當時的空氣汙染同時導致的結果。塔威爾雇用一位漂亮的年輕護士莎拉．哈特（Sarah Hart）來照顧妻子，負責她的日常護理。儘管有護士照顧，但瑪莉依舊在最小的兒子出生幾個月不久後就去世了。只不過瑪莉屍骨未寒，塔威爾就和這位護士有染，生下兩名私生子。

塔威爾把情婦和孩子安置斯勞〔Slough，倫敦以西二十英里（約三十二公里）的一座大城鎮〕附近鹽山（Salt Hill）的一間房子裡，定期前往探望，每週付給她一英鎊（相當於現在的八十英鎊或一百美元）作為家用。但是到了一八四三年，塔威爾經歷嚴重的財務危機，儘管每週只要給情婦一英鎊，但是他將班傑明．富蘭克林（Benjamin Franklin）的格言「省一分錢就是賺到一分錢」銘記在心。只要沒有哈特，他每週就能省下二百四十分錢了。

一八四五年元旦，塔威爾走進一家藥房，買了兩瓶斯蒂爾酸（Steele's acid），這是一種治療靜脈曲張的藥物，恰好是用氫氰酸製成的。塔威爾隨後前往帕丁頓車站，搭乘火車前往斯勞和情婦見面，身邊還帶著一瓶在當地一家旅館買的黑啤酒。接下來一小時左右發生的事仍然成謎，但塔威爾可能先分散哈特的注意力，再將氫氰酸倒入她的啤酒中。過了一會兒，隔壁鄰居艾希莉（Ashley）太太聽到很大的叫聲、呻吟聲和嗚咽聲，她從客廳窗戶向外看，目擊哈特家的常客塔威爾快步走向火車站。

擔心哈特安危的鄰居趕到隔壁，發現哈特口吐白沫，在地板上痛苦地扭動身體。艾希莉太太連忙叫來醫師，但為時已晚：哈特在醫師到達前就死了。對塔威爾來說，不幸的是醫師並非唯一一個回應艾希莉太太呼救聲的人。E．T．錢諾斯（E. T. Champnes）牧師跑到斯勞車站，向站務員描述塔威爾的長相，想在對方逃跑前攔住他。可惜當牧師趕到車站時，正好眼睜睜看著塔威爾搭上晚上七點四十二分開往倫敦帕丁頓車站的那班車，車程大約一小時。

現在不可能追上塔威爾，而且他一回到倫敦後就會消失在人群裡。然而塔威爾不知道的是，斯勞是當時為數不多配備新電報系統的火車站之一。牧師在電光石火之間想到，發電報就能在塔威爾抵達前把消息送到帕丁頓車站。他發出的訊息寫著：「鹽山剛剛發生一起謀殺案，嫌犯被目擊持頭等車廂車票，搭乘晚上七點四十二分離開斯勞的火車前往倫敦；他穿著貴格教派（Kwaker）的服裝，坐在第二節頭等車廂的最後一個包廂。」（電報系統沒有字母Q，所以用同音拼出**貴格**（Quaker）。」

這個消息在帕丁頓車站轉達給值班的警長，於是他穿上一件素色長大衣遮掩警方制服，冷靜等待塔威爾搭乘的火車進站。警長一路跟監塔威爾回家，發現塔威爾無意潛逃，於是安心前往倫敦警察廳向威金斯（Wiggins）督察報告。

隔天，塔威爾被捕，以屬於加重謀殺罪的蓄意謀殺罪名受審，受害人為哈特。由於這是一起利用電報逮捕嫌犯的案件，全國民眾都對塔威爾的審判產生極大興趣。塔威爾的辯護律師是菲茲羅伊．凱利（Fitzroy Kelley）爵士，他是一位精通商業法，但對刑事法知之甚微的律師。凱利辯詞裡的主軸是哈特確實死於氰化物中毒，但那是因為她食用大量的蘋果核，和塔威爾毫無關係。當檢方指出哈特必須吃下數千顆蘋果種子，才能攝食致命數量的氰化物時，辯方便被擊潰。審判持續兩天，但是陪審團只花費三十分鐘就做出判決，認定塔威爾犯下謀殺罪。塔威爾在一萬多人的見證下，於法庭外被公開絞死。倫敦人之後將電報電纜稱為「絞死塔威爾的電纜」。那麼塔威爾的律師呢？他贏得了「蘋果籽凱利」的綽號。

氰化物的致死原理

無論遭謀殺的受害者是吸入氰化物氣體，還是吞下溶解在飲料裡的氰化鈉或氰化鉀，氰化物的致死方式都完全相同。一旦進入體內，氰化物就會黏附在紅血球中的血紅素上，跟著血液迅速散布到全身。不過，氰化物與血紅素的結合度很差，引起破壞的方式也不是透過影響血液，而是脫離血紅素，進入人體細胞，破壞細胞製造生存所需能量的能力。

粒線體（mitochondria）位於我們每個細胞的深處，具有小型的棒狀結構，是身體裡的迷你發電廠，會產生化學能量腺苷三磷酸（Adenosine Triphosphate, ATP），這是維持人類存活的能量。每個細胞通常有一百到兩百個粒線體，具體數量取決於細胞需要多少能量。舉例來說，肝臟細胞需要相當大量的能量，因此每個肝臟細胞會有超過兩千個粒線體；而紅血球大致上只是裝著血紅素的袋子，能量需求非常低，所以沒有任何粒線體。然而，儘管它是為身體各方面的功能提供能量的重要角色，但是身體能夠儲存的腺苷三磷酸相當有限。

本質上來說，粒線體執行的功能與樹木的葉子恰恰相反。植物的葉子會利用陽光中的能量，將水和二氧化碳結合在一起，產生葡萄糖；動物細胞裡的粒線體則會與我們吸入的氧氣作用，分解食物中的葡萄糖，產生二氧化碳和水，並釋放腺苷三磷酸形式的能量。基本上，人類與所有動物都是透過這種迂迴的方式，利用來自太陽的能量。[3]

埋在粒線體膜內襯裡的是一連串的蛋白質，它們構成所謂的電子傳遞鏈（electron transport chain）。我們呼吸的氧氣正是在這裡，被確實用於製造腺苷三磷酸。傳遞鏈中有一個蛋白質成分稱為「細胞色素C」（cytochrome C），鐵原子靜靜位於細胞色素C的核心，是它發揮功能的關鍵。

氰化物的致死性，在於它能和細胞色素C中心的鐵原子緊密結合，讓整個蛋白質死亡。一旦失去活性，細胞色素C就不能在傳遞鏈的最後一步利用氧氣，導致腺苷三磷酸的整個生產過程中斷。

因為細胞運作強烈依賴腺苷三磷酸的持續供應，所以人體一旦發生氰化物中毒，中樞神經系統和心臟的細胞都會立刻受到影響。當中樞神經系統關閉，受害者會開始感覺頭痛和噁心，然後失去知覺，慢慢進入深度昏迷；接著，大腦會進一步失去腺苷三磷酸能量供應，直到最終耗盡所有的腺苷三磷酸，不可避免地造成腦死；隨著心臟中的腺苷三磷酸逐漸減少，心跳會減慢並變得不穩定，脈搏也會微弱到無法察覺，最終造成心臟完全停止跳動。

儘管名字聽起來很相似，但發紺（cyanosis，也稱為紫紺）症狀與氰化物中毒無關。發紺指的是與缺氧血相關的藍色，也是靜脈血液呈藍色的原因。相反地，由於與氰化物結合的細胞色素C不能再使用氧氣，血液中的血紅素反而會一直保持充氧狀態，[4]因此氰化物中毒的症狀之一，就是皮膚因為鮮紅色的充氧血而顯得紅潤。

亞利加尼之死

匹茲堡大學醫學中心（University of Pittsburgh Medical Center, UPMC）坐落在匯流而成俄亥俄河之前的亞利加尼河和莫農加希拉河之間，是舉世聞名的醫院與頂尖醫學研究機構。二〇一一年五月，兩位著名的波士頓神經科學家羅伯特．「鮑伯」．費蘭特（Robert "Bob" Ferrante）博士和妻子奧特．克琳（Autumn Cline）博士在匹茲堡大學醫學院就任新職。為了吸引他們從麻薩諸塞州搬到匹茲堡，無疑在大學管理部門裡引發一場翻天覆地的變化，因為費蘭特也帶來數百萬美元的研究經費。費蘭特是神經外科教授，他的研究重點是退化性神經疾病，如肌肉萎縮性脊髓側索硬化症（Amyotrophic Lateral Sclerosis, ALS），就是一般所知的「漸凍症」（在美國因為大聯盟球員路．葛雷克（Lou Gehrig）罹病，而以「葛雷克氏症」（Lou Gehrig's Disease）為人所知）。成為匹茲堡大學教職員不到六個月，費蘭特便以他的研究獲選為倫納德．格森傑出學者獎（Leonard Gerson Distinguished Scholar Award）的首位獲獎者。

克琳博士也這裡安頓下來，展開擔任女性神經學（Women's Neurology）科主任的新生活。她是一位深受愛戴的醫師，獲得臨床神經學委員會認證，專門研究妊娠期的癲癇發作。搬到匹茲堡，加上升職和經營自己專案的能力，讓克琳博士能自行安排時間，由於工作地點距離住家只有十五分鐘的路程，代表她可以花更多的時間陪伴六歲的女兒。

但二〇一三年四月十七日週三將會是漫長的一天。時間剛過晚上十一點十五分，克琳剛剛結束辛苦的十五個小時值班，筋疲力盡。就在準備步行〇．五英里（約八百公尺）返家時，她傳送一封簡訊告訴丈夫要回家了。三十分鐘後，費蘭特撥打九一一報案。[5]

九一一：亞利加尼郡緊急報案中心。發生緊急情況的地址在哪裡？

費蘭特：喂，拜託，拜託，拜託快來。我在利頓大道二一九號。我想我的妻子中風了。

費蘭特解釋，克琳一到家就癱倒在廚房裡。在九一一接線生試圖得到更多資訊時，可以一邊聽到克琳在旁邊的呻吟聲。奇怪的是，儘管他們的住家距離費蘭特和克琳工作的主要醫學院醫院只有幾百公尺，但是費蘭特堅持要醫護人員將他的妻子帶到一．五英里（約二．五公里）外的沙迪賽德醫院（Shadyside Hospital）。

十二分鐘後，醫護人員趕到並衝進廚房，克琳躺在地板上，毫無反應。

「她一邊說頭痛，一邊走進來，然後就倒下了。」費蘭特說。

初步評估顯示，克琳還在呼吸，有脈搏。醫護人員問起檯面上放的一個裝著白色粉末的塑膠袋，想知道這是否和克琳的症狀有關，費蘭特的答案是，他的妻子正在服用肌酸（creatine）

來治療不孕症。

突然間，克琳的症狀惡化了，她的脈搏和血壓迅速下降，於是被送上救護車。醫護人員無視費蘭特將她送往沙迪賽德醫院的要求，而是送到更近的UPMC長老會醫院（UPMC Presbyterian Hospital）急診入口，也就是她在一個多小時前走出的那棟大樓。費蘭特是否希望送到更遠的醫院，拉長車程時間，降低妻子康復的機率？

克琳躺在急診室裡，呼吸顯然相當困難。她的血壓繼續下降，徘徊在四八／三六mmHg。醫護人員為她接上呼吸器和插管，維持呼吸，種種症狀顯示她有腦出血的狀況，但是電腦斷層掃描並未顯示任何異常。儘管她的心率非常低，卻沒有證據顯示她心臟的電氣活動有任何變化。醫師注射腎上腺素，只是為了讓她的心臟繼續跳動。

急診室團隊不知道克琳出了什麼問題，於是將一條中央靜脈導管插入她的頸靜脈，讓給藥和抽血檢測更容易。奇怪的是，克琳的靜脈血不是靜脈缺氧血該有的暗紅色，而是動脈充氧血的鮮紅色。事實上，她血管中的氧氣濃度是正常的兩倍多，顯示克琳的細胞無法使用輸送的氧氣。

儘管醫護全力搶救克琳，但她依舊在四月二十日週六中午十二點三十一分宣告不治。一個健康的四十一歲中年人這麼死亡是不正常的，院方請費蘭特允許他們為克琳解剖，以確定死因。然而，費蘭特不願意；他堅決的態度讓幾位醫師特別在克琳的報告上註明這一點。

不過，根據賓州的法律規定，無論費蘭特同意與否都必須進行解剖。解剖結果及克琳住院期間進行的血液檢查，都顯示她的血液中含有令人驚訝與震撼的物質——氰化物。並且不是只有一點點，而是大量的氰化物，可能只要幾秒就能讓她倒地不起。但氰化物從何而來？只有三種可能的解釋：意外接觸、自殺或謀殺。

要意外接觸到致命劑量的氰化物是很困難的，自殺似乎也不太可能。所有同事都形容克琳是一位有愛心的母親和充滿熱情的研究人員，對即將到來的研究專案感到興奮。值得注意的是，她從事的所有研究專案都與氰化物無關。

大學裡多數的研究人員通常會透過大學的採購部門購買化學品和設備，標準的處理時間是四到七天。但費蘭特採用另一種稱為P卡或購買卡的方法；基本上是一張大學信用卡，研究人員能用來直接電話訂購化學品，通常只需要二十四小時的處理時間。同事表示，費蘭特博士唯一一次使用P卡是在四月十五日，也就是克琳倒下的前兩天。費蘭特買了什麼？一位受過高等教育的大腦研究人員，用信用卡購買的唯一一項商品是氰化物，並簽下自己的名字。

檢查費蘭特的網路使用紀錄，會發現他曾搜尋「在賓州匹茲堡離婚」和「檢測氰化物中毒」等關鍵字，讓警方確定要逮捕費蘭特，並以謀殺妻子的罪名起訴。檢方在為期十一天的審判中指出，費蘭特實驗室新購買的一瓶氰化物內容物少了八公克以上；但是費蘭特反駁，他一直計劃在實驗中使用氰化物殺死神經細胞。氰化物肯定能殺死實驗室裡的細胞，但是這種方法實在毫無技巧可言，因為它會無差別地殺死所有細胞，因此費蘭特的主張顯得相當牽強。

在結辯論述裡，檢察官告訴陪審團，費蘭特是一個操縱大師，如果把所有片段的事實拼湊起來，就能發現的確是費蘭特殺死妻子，因為認為妻子即將離開他。在那個決定命運的夜晚，費蘭特給克琳喝了一杯下毒的飲料，再打電話給九一一，並站在旁邊看著她受苦。經過兩天又十五個半小時的審議後，他被判有罪，罪名是以氰化物毒殺妻子。費蘭特目前在獄中服無期徒刑，不得假釋。

氰化物中毒的治療方法

儘管氰化物中毒會致命，但仍存在非常有效的解毒劑，訣竅就是及時把解藥送到受害者手中。不幸的是，氰化物發作得如此之快，以至於高達九五%意外接觸氰化物的結果都命喪黃泉。對受害者進行口對口人工呼吸不是可取的做法，因為施救者從受害者的肺部和胃吸入氰化氫氣體的機率，與向受害者吐出空氣的機率相同。如今必須在氰化物周圍工作的工人一定會隨身攜帶解毒劑，以備不時之需。

有一種氰化物解毒劑的作用方式是，用另一種更誘人的分子把氰化物從粒線體細胞色素中引誘出來。值得注意的是，每天有數百萬人也以維生素補充品的形式吃下這種分子之一：也就是維生素B_{12}，即鈷胺素。維生素B_{12}的核心是鈷金屬的原子，而鈷比細胞色素裡的鐵更吸引氰化物。事實上，鈷會緊緊附著在氰化物上，因此如果將維生素B_{12}注射到氰化物中毒者體內，鈷就會清除所有的氰化物，使其完全惰性化。

氰化物和縱火犯

很少有人死於氰化物中毒的過程會被全程拍攝下來，但這正是二〇一二年在亞利桑那州鳳凰城法院發生的事。

邁克．馬林（Michael Marin）畢業於耶魯大學（Yale University）法學院，在華爾街意氣風發，坐享高薪。他是一個尋求刺激的人，會駕駛飛機，甚至攀登過聖母峰。馬林在鳳凰城擁有一座大莊園，每月房貸一萬七千二百五十美元。但是到了二〇一二年，馬林早已離開華爾街，也很快就坐吃山空。檢察官主張，馬林當時決定縱火燒毀房屋並取得保險金。

二〇一二年七月，陪審團裁定馬林犯下縱火罪；判決書宣讀時，他接下來面臨的就是七到二十一年的徒刑。在法庭影片裡，馬林伸手從包包拿出某樣東西，放到臉旁，似乎吞了下去。

八分鐘後，馬林在所有人的面前從椅子上摔下來，倒地抽搐。調查人員認為，馬林事前就把在一年前買的氰化鈉粉末放進膠囊裡，預謀在法庭上服下。

任何人如果喝到一杯帶有淡淡杏仁味的葡萄酒，可能都要想一想這杯酒是誰倒的。這種和氰化物相關的香氣是它最著名的特徵之一，但似乎不是每個人都能聞到氰化物的味道。曾有人進行一系列實驗，找來包括父母和他們的孩子在內，共二百四十四人，讓他們接觸浸泡在蒸餾水或氰化鉀溶液中的棉花，接著詢問他們是否聞到任何氣味。初步報告裡，並未提到受試者是否知道實驗中使用了氰化物，即使知道，報告裡也未曾提到他們是否自願參與這項實驗。不過可以肯定的是，在當今重視健康和安全的環境中，這樣的實驗很可能不被允許。儘管如此，實驗結果確實揭露一些有意思的事。有二〇%到四〇%的人無法察覺氰化物的氣味，其中男性無法察覺氰化物氣味的比例又高於女性。聞到氰化物氣味的能力也有家族遺傳，目前還不清楚是否源於曾有不幸的家庭成員遭到氰化物暗算。

到目前為止，我們看到的所有毒物都來自於生物體，許多來自植物，而且大多數是複合分子。我們將在下一篇看到一些在地球上發現的毒素，它們是比較簡單的分子。事實上，其中有三種是單一化學元素，不過儘管結構簡單，卻絲毫不減它們的致命性。同樣地，正如我們即將看到的，這些毒素本質上沒有好壞之分，而是使用的目的讓它們成為毒物。

PART Ⅱ

來自地球的死亡分子

Molecules of Death from the Earth

Chapter 8

鉀和夢魘護理師

這種強效的毒藥讓我的精神崩潰了。

——莎士比亞，《哈姆雷特》

必要但危險

你要如何進行完美謀殺？首先，你必須乾淨俐落地處理凶器，但染血的刀或沾上指紋的槍都很難處理。不過，如果凶器很簡單呢？如果它會無影無蹤地溶解在血液中呢？

很難想像其實每家商店的貨架上都擺放著毒藥，但這正是我們找到下一種毒物的地方。氯化鉀的化學結構和普通氯化鈉（食鹽）相似，並且號稱可取代食鹽，是更健康的烹飪調味料。[1]除了植物油和奶油外，鉀存在於所有食物中，體內幾乎所有細胞都需要它，才能發揮正常功能；沒有它，我們就無法生存——但太多也可能會致命。

有趣的是，與雜食性動物相比，素食者和純素食者體內的鉀濃度更高，因為鉀在植物性食物中的含量特別豐富。最著名的含鉀食物應該就是香蕉了，雖然香蕉被認為有益健康，但是因為吃太多香蕉，導致鉀過量而死亡的都市傳說仍然到處流傳。一根一般大小的香蕉[2]含有約四百五十毫克的鉀。鉀的每日建議攝取量為二千五百到四千七百毫克，所以一個健康的人在達到推薦攝取量之前，每天至少可以吃七根半的香蕉。所以，你能吃到那麼多的香蕉達到自殺的效果嗎？除非你一次至少吃四百根。

人體可以儲存葡萄糖、脂肪或維生素等存在於飲食中的物質，但是沒有儲存鉀的機制，因此身體必須持續獲得鉀的供應才能保持健康。[3] 體內的鉀濃度過低值得憂心，會導致虛弱、疲勞，還會出現肌肉痙攣、便祕及低血壓等症狀。鉀濃度低，還會抑制呼吸，減少全身的氧氣量；鉀濃度極低，則會影響心臟的正常節律，不僅會增加心跳速率，還會造成心跳非常不穩定且不協調，甚至導致心臟衰竭。出於這個原因，醫院會儲備濃縮的氯化鉀溶液，協助低血鉀患者恢復體內正常的鉀含量。然而正如即將看到的，血鉀過高本身就充滿危險，有時那些受託照顧我們的人，並不是運用他們的技能治癒我們，而是傷害我們。

鉀和格蘭特罕的夢魘護理師

低血鉀有很多成因，包括飲酒過量、未受控制的糖尿病、過度腹瀉或嘔吐、過度使用瀉藥和某些利尿劑都有可能。將氯化鉀注射到患者的血液中，會迅速將體內的鉀濃度提高到正常水準，有助於穩定患者的症狀。

然而，直接注射鉀到血液中可能會非常刺激。低血鉀患者抱怨，當鉀進入血液時，靜脈會有一種極為疼痛的灼熱感。如果治療用的低劑量鉀都會讓人那麼疼痛，難以想像當幼兒的靜脈突然大量湧入鉀時，會感到多麼痛苦。一位護理師對負責照顧的嬰兒和兒童注射致命劑量的鉀，如果她不是對自己造成的疼痛一無所知，就必定是個冷血無情的人。

貝弗莉・阿莉特（Beverly Allitt）是在英國林肯郡（Lincolnshire）的格蘭特罕與地區綜合醫院（Grantham and District General Hospital）的兒童病房護理師。儘管她多次重考護理師執照，但由於醫院人手短缺，還是被聘用並在四號兒童病房服務。雖然她只工作了八週半，卻在短暫的任職期間內，成功對十三位兒童下毒，其中有四人死亡。

第一個受害者是七個月大的利亞姆・泰勒（Liam Taylor），他因為肺充血導致的哮喘和呼吸困難，被送入四號病房。護理師阿莉特安慰泰勒的雙親，保證會好好照顧他們的兒子，勸他們離開去休息一下。幾個小時後，泰勒的雙親回到醫院，被告知泰勒的情況突然惡化，被緊急送往加護病房。泰勒的雙親詢問可否和兒子一起在醫院過夜，於是被帶到一個特別專門為孩子病重的父母保留的房間休息。阿莉特似乎非常同情這個家庭，甚至自願上夜班照顧泰勒，以防萬一。午夜時分，確實發生狀況。阿莉特緊急通知院方，泰勒的心臟突然停止跳動。醫師全力搶救這個男孩，但已無力回天，泰勒就這麼死了。

阿莉特的下一個目標是十一歲的提摩西・哈德威克（Timothy Hardwick）。哈德威克患有腦性麻痺，癲癇發作後在三月五日入院。他的父母對阿莉特照顧哈德威克的細心印象深刻，但不幸的是，當她和哈德威克單獨在一起時，他的心臟便停止跳動。阿莉特再次呼救，卻為時已晚，已經無法挽回哈德威克的生命。哈德威克心臟突然停止跳動的原因不明，解剖也未能提供任何線索，他的死被歸結為癲癇發作導致的併發症。

不到一週後，一歲的凱莉・德斯蒙德（Kaylee Desmond）因肺充血被送入四號病房。阿莉特被指派照顧這個小女孩，一開始德斯蒙德的病情似乎有所好轉。然而令人痛心的是，德斯蒙德也突然心跳停止。阿莉特迅速打電話給急救小組，他們成功救回德斯蒙德一命，也讓她的病情恢復穩定，得以轉到更大、設備更好的醫院。離開阿莉特後，德斯蒙德順利恢復健康。醫師注意到德斯蒙德的腋窩下方有一個小穿刺傷，而這個地方之所以會被注意到，是因為這裡的皮膚下方有一個小氣泡。由於德斯蒙德已經完全康復，所以院方沒有立刻追查這項發現，但後續的警方調查判定，氣泡的出現是因為阿莉特對德斯蒙德下手時，用來注射氯化鉀的針筒只有半滿，沒有完全將針筒內的空氣排出。（難怪阿莉特需要多次重考護理師執照！）

阿莉特顯然對德斯蒙德在她的氯化鉀攻擊下撿回一命感到沮喪，決定對下一個受害者注射胰島素。三月二十日，五個月大的保羅・克蘭普頓（Paul Crampton）因為嚴重的支氣管炎住進四號病房。克蘭普頓的恢復情況似乎良好，卻在凌晨突然陷入昏迷。血液檢查顯示，克蘭普頓的血糖值降到極低，情況危急，院方快速為他注射葡萄糖，此舉似乎把他救了回來。但克蘭普頓隨後又遭受兩次攻擊，於是被轉移到在諾丁漢（Nottingham）一家更大的醫院。再一次地，離開阿莉特的照顧範圍，她的病人就會奇蹟般地康復。

阿莉特決定重新使用氯化鉀對付接下來的受害者，分別是五歲的布萊德利・吉布森（Bradley Gibson）和兩歲的易弘查（Yik Hung Cha）。兩個男孩都心跳停止，但是病情隨後恢復穩定，被轉移到諾丁漢的醫院後完全康復。可惜阿莉特的下一個受害者沒有撐過去。

一九九一年四月一日，九週大的貝琪・菲力浦斯（Becky Phillips）因胃部不適被送進四號病房。菲力浦斯是早產兒，所以父母特別擔心。菲力浦斯及時接受檢查並被診斷出輕度胃腸炎，隨著她立刻開始接受治療，嘔吐和腹瀉的症狀也逐漸消退，最後已經可以準備回家了。在院期間，菲力浦斯獲得阿莉特照顧，她似乎竭盡全力讓小女孩在住院期間盡可能過得舒服，還無微不至地照顧菲力浦斯的家人，經常在他們到餐廳休息時，留在床邊照料菲力浦斯。在看似完全康復後，菲力浦斯收到出院通知，當天下午就可以回家了。返家後不久，菲力浦斯卻開始變得非常躁動，表現出痛苦跡象，皮膚的觸感冰冷而潮濕。父母連忙送醫，卻為時已晚，她到院時便宣告死亡。

父母擔心菲力浦斯的雙胞胎妹妹凱蒂・菲力浦斯（Katie Phillips）可能也罹患同樣的疾病，所以帶凱蒂就醫以防萬一。但凱蒂卻莫名其妙地兩度停止呼吸，必須進行搶救。幸運的是，每次凱蒂停止呼吸時，阿莉特護理師都在場，能夠立即求助。雖然凱蒂每次停止呼吸後都會甦醒，但缺氧已經對她造成傷害，導致永久性腦部受損。阿莉特的快速反應，讓凱蒂的父母覺得她是一位為病患盡心盡力，願意超出職責付出的護理師。護理師阿莉特是一個天使，凱蒂的父母對她的評價如此之高，甚至請阿莉特擔任凱蒂的教母。

一九九一年四月二十二日，十五個月大的克萊兒．派克（Claire Peck）因為嚴重的氣喘發作而被送往四號病房。護理人員都認識派克，因為她在短暫的一生中曾多次因為氣喘發作而入院。每次發作後，醫護人員都會對派克進行治療，讓她能充分康復，與鬆了一口氣的父母一起回家。不過，這次不一樣。波特（Porter）醫師是四號病房的小兒科顧問醫師之一，負責監督派克的治療。氣喘發作對派克這樣的嬰兒相當痛苦，但是波特醫師很清楚知道該怎麼做，很快就讓派克接受治療，並恢復正常呼吸。他把派克交給當時值班的小兒科護理師之一的阿莉特照顧後，就去找派克的焦急父母，要讓他們知道一切都很好。

但一切都不好，波特醫師一離開治療室，護理師就拉響警報。派克的心臟已經停止跳動了。波特醫師非常震驚，派克剛剛似乎已經從氣喘發作中完全康復，就在他離開之後的短短幾分鐘內，到底出了什麼問題？

急救小組立刻做出反應，派克在幾分鐘後就穩定下來。波特醫師鬆了一口氣，前去告訴派克的父母，緊急情況已經結束，他們的女兒沒有進一步的危險。阿莉特再次獨自照顧派克。在離開後的幾分鐘內，波特醫師又聽到緊急呼叫。護理師阿莉特通知派克再度停止呼吸，沒有脈搏。波特醫師跑回派克的床邊，他遺漏了什麼？

派克無助地躺在小床上，因為心臟和肺部無法在體內循環氧氣，她的嘴脣與臉頰開始發青。急救小組努力搶救派克，但是這次沒有成功。派克的心跳停止，心臟無法重新跳動，在入院後幾個小時內宣告不治。之後接受警方詢問時，波特醫師回想起來，覺得好像有什麼東西阻止他挽救那個小女孩的生命。

派克的父母對女兒的死感到震驚，他們完全沒有意識到，這不是最近幾週以來四號病房發生的第一起重大事件。事實上，過去幾週在四號病房裡，不幸以悲劇收場的小患者人數異常地多。截至目前為止，出於不明原因死亡的兒童人數已經上升到四人，另外有九位兒童在同一間病房昏迷。

派克死後，院方終於承認有一個凶手在四號病房逍遙法外。但凶手是工作人員、某位醫護，還是外界人士？為了縮小嫌疑人的範圍，院方裝設一臺隱藏式攝影機監控四號病房的入口。院方整理工作人員的班表，與四號病房發生的負面醫療事件進行比對，發現阿莉特都會在事件發生前一刻待在病房裡；就算不在病房，她也會是在事件發生後對外求救的人。

去過醫院的人都知道，抽血是最常見的慣例步驟，四號病房的病人也不例外。而這些血液樣本能否提供線索，讓大家知道四號病房的受害者到底怎麼了？

血液樣本通常應該在採集後的三到六個月內銷毀，然而大量的文書工作使得院方的工作人員沒有心力處理許多採集的樣本，因此從阿莉特的受害者身上採集到那些可能是關鍵證據的血液樣本，可能就埋藏在冰箱深處。還好十三名受害者中有九位的血液樣本被留下來並找到了，包括菲力浦斯家的雙胞胎和派克的血液。所有患者血液中的鉀濃度都非常高，與造成心臟停止和呼吸衰竭所需的劑量一致。

阿莉特被逮捕，以謀殺她照顧孩子的罪名遭到起訴。審判為時兩個月，不過阿莉特因病只出庭十六天。儘管她對所有指控都一律否認，但是陪審團認定阿莉特有罪。她因為謀殺四名兒童、蓄意謀殺另外三名兒童未遂，以及對另外六名兒童造成嚴重身體傷害，被判處十三個無期徒刑，這是英國有史以來對女性判處最嚴厲的判決。主審法官在判處阿莉特最低三十年的刑期時，指出：「我發現阿莉特女士的行為中有虐待狂的成分⋯⋯。由於她的行為，一個本應為病人提供安全的地方不僅變得危險，甚至說變成殺人場所也不為過。」

雖然動機尚未完全釐清，但是有人認為阿莉特同時患有孟喬森症候群（Munchausen syndrome）和代理型孟喬森症候群（Munchausen syndrome by proxy）。孟喬森症候群患者會假裝自己罹患疾病或有某些病症來獲得關注，藉此尋求自身的重要性。小時候，阿莉特經常在想像的傷口上貼OK繃，還會小心不讓任何人看到所謂受傷的地方，甚至切除完全正常的闌尾。一九七七年，小兒科醫師羅伊．梅多（Roy Meadow）爵士指出代理型孟喬森症候群的存在，指的是照顧者為了故意造成或謊稱兒童生病而虐待兒童，藉此引起他人對自己的注意。代理型孟喬森症候群患者會指定另一個非自願的個體，成為具有假想症狀的患者。在這個案例裡，阿莉特不僅造成病人的痛苦，而且透過她的勤奮「拯救」了病人。

阿莉特是英國史上最惡名昭彰的女性連環殺手，目前在戒備森嚴的蘭普頓精神病院（Rampton Hospital）服刑。阿莉特的行為不僅影響受害者家屬，也影響格蘭特罕與地區綜合醫院，院方已完全關閉院內的兒童病房。

鉀過量的致死原理

人體內大約有九盎司（約二百七十九公克）的鉀，幾乎所有（超過九〇％）都藏在細胞裡，只有少量存在細胞周邊的血液和體液中。雖然細胞內外的鉀濃度不平衡，對身體的每個細胞都很重要，但鉀對於構成神經和肌肉的細胞特別關鍵，尤其是心肌。

如果把一個人的心臟從體內取出，這個人很快就會死亡，但是在人體外的心臟卻能巧妙地持續跳動，這是因為心臟有自己觸發心跳的系統，不需要身體的其他部分來做到這件事，心臟在人體外可繼續以每分鐘大約七十到八十次的速度跳動。不過，雖然心臟不需要身體的其他部分來叫它跳動，但是神經系統的輸入可以告訴心臟跳動得更慢或更快。

心臟頂部的特殊細胞每分鐘會向心肌細胞發送八十次的電訊號，使心肌收縮，將血液擠壓到肺部和身體的其他部位，這個訊號就是鉀出場的時候了。包括心肌細胞在內的所有肌肉細胞都像微小的電池：它們有一定的電壓，而且有正極和負極。以心肌細胞為例，它們的電壓非常小，約為九十毫伏特。當心臟在兩次跳動之間休息時，細胞內部為負極，外部為正極；當心肌受到刺激要收縮時，帶正電的鈉離子透過特定的鈉通道湧入細胞，而隨著細胞內鈉離子濃度上升，就會產生微小的電荷，導致膜電位短暫翻轉，細胞內部變為正極。隨著心肌細胞膜電位翻轉，鈣離子進入肌肉細胞，引發肌肉收縮（鈣的重要性已在第六章詳述）。

在另一次心跳訊號出現之前，整個系統必須先回復到原始狀態。鈉通道打開後不久，鈉便能湧入細胞，接著鉀通道打開，幫助逆轉和重置極性。為了使鈉離子和鉀離子恢復到細胞內的原始濃度，鈉通道與鉀通道會關閉，鈉泵將鈉排出細胞，鉀又回到細胞內。這看似是一個漫長的過程，但實際上一切都在短短不到〇．二秒內完成。整個系統的運作通常很順利——事實上，在人的平均壽命裡，這個過程大約會發生三十億次。但是，如果發生某些事情改變這個過程會怎麼樣？如果鈉或鉀的量突然變了要怎麼辦？比方說，如果有人剛剛將大量的鉀注射到某人的血液裡，造成心臟外部細胞突然浸泡在大量的鉀中，會發生什麼事？

想像一輛火車上只載著一個人，火車在進站時減速後停下。月臺上空無一人，這個乘客下車毫無困難；現在想像在通勤的尖峰時刻，車上依舊只有一位乘客，但月臺上擠滿其他通勤者，他要下車就會非常困難。同樣地，如果細胞外已經有大量的鉀，細胞內的鉀離子就難以離開細胞，使系統重置。一旦心肌已經收縮，但鉀卻無法離開細胞，就代表心臟無法重置和放鬆，於是心臟再也無法跳動，隨後便會心跳停止。

社塢慘劇

社塢（Sherwood）是阿肯色州小岩城（Little Rock）以北的一個小鎮。一九九七年十一月四日晚上，克莉絲蒂娜・瑞格斯（Christina Riggs）在哄兩個孩子睡覺，分別是兩歲的雪比（Shelby）和五歲的賈斯汀（Justin）。但這並不是表面上看起來的溫柔場景：瑞格斯的所作所為遠非慈愛母親的行動，而是冷血謀殺的前奏。

瑞格斯在一九七一年出生於奧克拉荷馬州勞頓（Lawton），從小遭受心理和性虐待。十四歲時，她已經嚴重酗酒，會抽菸草和大麻。儘管人生起跑線環境惡劣，但她不僅完成高中學業，還上了大學，成為護理師。瑞格斯在當地的榮民管理醫院（Veterans Administration Hospital）工作，同時在護理機構兼職，兩份工作似乎讓她獲得安穩的生活，甚至還有穩定交往的男友。但是當對方發現她懷孕時，卻不想和孩子有任何瓜葛，於是拋下他們母子一走了之。一九九二年六月，瑞格斯的兒子賈斯汀出生。

不到一年，瑞格斯就遇到新歡，兩人結婚。女兒雪比出生於一九九四年十二月。一九九五年，他們舉家搬到社塢，在瑞格斯的母親住處附近定居，好獲得一些育兒方面的協助，瑞格斯也回到浸信會醫院（Baptist Hospital）擔任護理師。但不管表面上有多平凡，這個家庭都不是溫馨美滿的地方，瑞格斯的丈夫無力應付賈斯汀的過動症〔注意力缺失過動障礙（Attention Deficit Hyperactivity Disorder, ADHD）〕，有一次痛毆孩子的腹部到需要送醫的程度。這段注定失敗的婚姻，讓瑞格斯成為離婚後帶著兩個年幼子女的單親媽媽。

暴飲暴食和缺乏運動，導致瑞格斯的體重暴增到二百八十磅（約一百二十七公斤），不過她仍然設法繼續工作，也有足夠的錢讓孩子不會挨餓或流落街頭。但她最終還是無法擺脫憂鬱症和不斷選擇錯誤的人生，一九九七年十一月四日，瑞格斯決定結束一切。她認為已經找到完美的方式來結束孩子和自己的生命，但是她的謀殺並未按照計畫進行。瑞格斯首先讓兩個孩子服用成分為阿米替林（amitriptyline）的抗憂鬱藥物，同時具有鎮靜作用。當孩子們昏昏欲睡地躺在床上，瑞格斯開始進行計畫的第二部分，為孩子注射致命劑量的氯化鉀。她確信這會是快速、無痛苦的死亡方式，但瑞格斯沒有意識到，鉀必須以特定方式注射到體內，才能達到無痛的效果。

瑞格斯將濃縮氯化鉀直接注射到賈斯汀脖子的靜脈裡，但她不知道鉀在進入血液前必須透過靜脈點滴稀釋。即使在醫院裡，血鉀濃度過低的患者在透過點滴緩慢注射稀釋後濃度極低的鉀，也依舊經常表示在鉀進入靜脈時，感覺到非常痛苦的燒灼感。當高濃度的鉀溶液進入賈斯汀的靜脈，往心臟流動時，未經稀釋的鉀強力破壞他的靜脈。儘管已經服下鎮靜劑，但是極端劇烈的疼痛仍使得賈斯汀痛苦地尖叫出聲。瑞格斯陷入恐慌，伸手拿了從醫院偷來的另一支注射器，這支注射器裡裝著嗎啡。但同樣地，她必須將嗎啡注射到靜脈才能發揮效果，可是賈斯汀正痛苦地扭動身體，很難找到靜脈，於是只能注射到皮下。絕望的瑞格斯只好用枕頭悶住賈斯汀的臉，阻隔尖叫聲，導致他缺氧窒息，最終死亡。至於雪比，瑞格斯並未進行注射，而是直接悶死她。接著，瑞格斯小心翼翼地將兩個孩子並排放在床上，然後試圖結束自己的生命。

為了和孩子一起死，瑞格斯先服用二十八顆抗憂鬱劑，再為自己注射氯化鉀。她在手臂注射的第一次嘗試以失敗告終，因為她的靜脈立即塌陷。由於瑞格斯的體重超重，因此無法找到另一條靜脈，她注射的氯化鉀也不像預期那樣循環到心臟。儘管如此，她還是失去意識，昏倒在地。

第二天，前往幫忙瑞格斯的母親進不了屋，於是打電話報警。警方破門而入，發現賈斯汀和雪比躺在床上，已經死亡，瑞格斯則倒在床腳昏迷不醒。她被緊急送醫，隨後順利康復。出院後，她因謀殺子女的罪名迅速遭到逮捕。一九九八年六月三十日，僅僅五十五分鐘的審議後，瑞格斯就被判兩項一級謀殺罪。法官判處死刑，使她成為阿肯色州一百五十年來第一位被處死的女性。諷刺的是，阿肯色州的死刑就是透過注射氯化鉀進行的。

具放射性的身體

每個人都具有放射性，我們每天吃、喝和呼吸環境裡天然存在的稀有物質。體內的主要輻射源是放射性形式的鉀：鉀－四〇（potassium-40）。一個典型的成年人體內，每秒大約有五千個鉀－四〇的原子在發生放射性衰變。衰變的鉀－四〇會轉化為身體的正常成分鈣，或轉變成氬氣（argon），經由肺部吐出體內。

體內的這種放射性活動似乎令人訝異，但它其實是完全正常的，輻射量也遠低於目前所知的有害輻射暴露量。事實上，鉀對身體的致命影響不是來自於放射性，而是如同先前看到的，過量鉀會對細胞造成的化學作用。我們將在下一章看到一種具有相反性質的有毒化學物質：它本身的化學性質相當溫和，卻具有致命的放射性。

Chapter 9

釙和薩夏來者不拒的腸子

也許你能成功讓我保持沉默，但這種沉默必須付出代價。

——俄羅斯叛逃者亞歷山大．瓦爾特羅維奇．利特維年科（Alexander Valterovich Litvinenko），二〇〇六年

你吃的金屬夠嗎？

每個人都聽說過三種基本食物類別：脂肪、蛋白質和碳水化合物，而大眾媒體三天兩頭就將這三者妖魔化或逐一稱讚一番，不過這三種成分都是健康身體所必需的。較不為人所知的是，我們的飲食中還需要金屬。雖然鈉、鉀和鈣等物質在化學上也被歸類為金屬，但我們心目中的金屬，通常傾向是那種硬邦邦、冷冰冰，像鐵、銅或鋁那種東西。儘管如此，金屬在人體中扮演關鍵角色，對於呼吸、抵抗感染及製造強壯的骨骼都很重要。鐵是人體的重要成分，是血液能將氧氣輸送到全身的關鍵；銅存在於健康的免疫系統裡，鋅也是；所有手機裡都有的錳，則在大腦功能中扮演舉足輕重的角色。眼看金屬對人體運作如此重要，人體已經建立從飲食中吸收金屬的特殊機制也就不足為奇了。

雖然有些金屬是人體維持正常功能所必需，但鉛、鎘和鉈等其他金屬卻是致命的。還好人類很少會接觸到這些金屬，因為它們通常位於地底深處，以化合物或礦物的形式存在。然而，隨著採礦和冶煉的技術將這些金屬帶到環境裡，它們進入人體的機率也變得更大。

釙的簡史

一九〇三年，皮耶・居禮（Pierre Curie）與瑪麗・居禮（Marie Curie，即居禮夫人）以放射性研究和發現一種新的放射性元素，而獲得諾貝爾物理學獎，他們將這種元素命名為釙（polonium），藉此紀念瑪麗的出生國波蘭。令人悲傷的是，第一個因釙的放射性而受害的，就是他們的女兒伊雷娜・約里奧—居禮（Irène Joliot-Curie），她在一九五六年死於白血病，可能就是因為接觸揮發性金屬所造成。

事實上，釙是相當罕見的金屬，每噸礦石僅含一百微克（一百萬分之一百公克）。一九二〇年代，物理學家發現可以利用輻射撞擊已知元素，藉此製造出新元素，於是一眾物理學家開始陷入狂熱，樂不可支地用輻射照射手邊的各種東西，一心想要製造出新的、前所未見的元素。科學家們終於實現煉金術士的夢想，用輻射大量且強力地撞擊鉛，使其轉化成黃金，但付出的代價卻遠遠超過產生黃金的價值。日後科學家還發現，鉍（bismuth）元素經過輻射照射，會產生釙—二一〇（polonium-210）。一九五〇和一九六〇年代的動物實驗，顯示釙—二一〇相當危險，只要一微克大小的塵埃顆粒就能致命。

釙—二一〇被作為核武的觸發器，美國、蘇聯、英國和法國都曾一度擁有核反應爐，用以製造炸彈所需的釙。[1]當科學家發現氚（tritium，氫的一種放射性同位素）可以更有效引爆核武時，北大西洋公約組織（North Atlantic Treaty Organization, NATO）擁核國家便停止生產釙，新成立的俄羅斯聯邦於是成為唯一生產釙—二一〇的國家。位於車里雅賓斯克（Chelyabinsk）市附近，烏拉爾山脈以東的馬亞克（Mayak）核反應爐，現在負責供應全球所需的釙。[2]

釙—二一〇似乎是理想的暗殺工具，只要極少量就能致命；和相同重量的氰化物相比，釙—二一〇的致命程度為二十五萬倍。也不會產生機場和船舶港口的監視器容易檢測到的硬伽馬輻射（hard gamma radiation）。雖然釙輻射導致死亡的速度很快，但並不是在瞬間發生，因此殺手有時間在目標死亡前逃脫。

釙—二一〇是完美的凶器嗎？讀者可以自行判斷，因為二〇〇六年底在倫敦就發生一起案件，情節發展與賣座的冷戰犯罪驚悚片如出一轍。

卡特案

艾德溫・卡特（Edwin Carter）回到家時覺得不適，好像是感冒或吃壞肚子了。晚上十一點，卡特和妻子上床就寢，但是才過了十分鐘，他就開始感覺噁心和嘔吐。一小時後，他雖然覺得好多了，但還是決定在書房裡休息，以免打擾到妻兒。經過一夜的嘔吐，他已經精疲力盡，還伴隨著胃痙攣和呼吸困難的症狀。隔天卡特留在家裡休息，妻子則是懇求讓她叫救護車。他一開始還很抗拒打電話給醫護人員，但到了隔天凌晨兩點，他還是退讓了。

救護車將卡特送往倫敦北部的巴尼特和切斯農場醫院（Barnet and Chase Farm Hospital），他被診斷為胃腸炎伴隨脫水症狀。雖然從他嘔吐和腹瀉的症狀來說，這個答案似乎沒有什麼幫助，但是卡特的白血球數量卻不合常理。通常當患者遭到感染時，白血球數量就會上升，因為白血球是人體免疫系統裡有助於抵抗感染的成員。然而，卡特血液中的白血球數量卻不如預期，醫師反而意外發現他的白血球數量極低。

儘管進行多項檢查，但醫師仍不知道卡特出了什麼問題，他顯然很痛苦，反覆腹瀉與嘔吐。潰瘍（皮膚或黏膜上出現的開放性損傷）布滿病人的喉嚨，讓他無論吃或喝都感覺疼痛。剛開始，醫務人員讓卡特服用廣效抗生素賽普沙辛（ciprofloxacin）。雖然醫師被難倒了，但是卡特聲稱知道自己出了什麼問題，還表明自己是前KGB情報員，目前遭遇的是重金屬鉈中毒。

醫院工作人員不確定患者是罹患妄想症，還是因為感染影響大腦。但是送醫一週後，卡特身上開始發生奇怪的事——頭髮脫落。儘管醫務人員確信他罹患的是胃腸炎，但是他的某些症狀不符常理，他的頭髮突然大把脫落（一種稱為「脫髮」（alopecia）的過程），血小板數量幾乎歸零，這些當然和胃腸炎的症狀不符，甚至與任何已知的疾病都不一致。卡特繼續堅稱自己被下毒。雖然可能性極低，但巴尼特和切斯農場醫院的毒理學家還是同意為他進行重金屬測試。樣品被送去分析後，結果顯示他體內的鉈呈陽性。

於是院方初步診斷卡特是重金屬鉈中毒，雖然在他的體內檢測到鉈，但是濃度幾乎沒有高於環境中的鉈含量。儘管如此，這個新的診斷還是導致兩個新發展：首先，蘇格蘭警場接獲通知；其次，卡特接受目前唯一已知的鉈中毒治療法：普魯士藍（參見第七章關於氰化物的內容）。警方在午夜後趕到，開始詢問卡特。

卡特的開場白就令人震驚：他告訴警方，自己的真名是亞歷山大．瓦爾特羅維奇．利特維年科，過去在KGB最高機密部門掛階中校。卡特提供一項證據來支持他彷彿異想天開的說法：一個電話號碼。警方撥打後，有一位只表示自己是「馬丁」（Martin）的男子接聽，並同意前來醫院。這位軍情六處的官員馬丁證實，卡特的真名就是利特維年科，是叛逃的前KGB情報員，目前為軍情六處提供和俄羅斯組織犯罪的相關建議。

利特維年科，代號薩夏（Sasha），一九六二年十二月十二日出生在莫斯科以南約三百英里（約四百八十三公里）的俄羅斯城市沃羅涅日（Voronezh），追隨祖父的腳步，投身軍旅後晉升為步兵連指揮官。一九八八年，利特維年科被調往莫斯科，進入內政部的一個特別部門後，被招募加入KGB。在加入專門打擊組織犯罪、貪汙和恐怖主義的部門前，利特維年科就曾在軍隊裡的反情報部門發展「間諜生涯」。一九九一年耶誕節隔天，蘇聯不復存在，KGB也隨之解散。利特維年科所屬的舊KGB部門被併入新部門，即俄羅斯聯邦安全局，他也繼續打擊組織犯罪。蘇聯解體後，俄羅斯經濟幾乎一夕之間從共產主義計畫經濟，轉變為資本主義自由經濟。這些條件非常適合「犯罪頭目」建立勢力，使得俄羅斯成為一九二〇年代芝加哥的翻版。

此時利特維年科發現上級與犯罪組織勾結，政府的貪汙腐敗現象猖獗，因而對整個體制感到幻滅。他發現一個有組織的犯罪集團從阿富汗向西歐販運海洛因的證據，並且確信這個集團和包括俄羅斯總統普丁在內的俄羅斯聯邦安全局官員合作。在情報部門同事的眼裡，利特維年科當時召開記者會，並公開俄羅斯聯邦安全局的醜聞完全是犯了大忌。他告訴記者：「某些官員罔顧國家和個人安全的憲法目標，反而利用俄羅斯聯邦安全局這個機構，實現他們的政治與經濟利益。」[3]俄羅斯聯邦安全局主管顯然對他的揭弊相當不滿，隨即以莫須有的罪名逮捕他，並監禁數個月。

儘管利特維年科聲稱普丁親自插手，掩蓋犯罪組織在俄羅斯與歐洲走私毒品的活動，但是這樣的爆料也無濟於事。普丁為此還接受一次電視採訪，試圖透過譴責吹哨者來降低資訊的可信度，他表示：「聯邦安全局官員不該舉行記者會，也不該向大眾揭露內部醜聞。」一九九九年一月，普丁開除利特維年科。離開俄羅斯聯邦安全局的利特維年科不僅失業，也相當擔心家人的安危，於是大膽決定叛逃到西方國家。英國政府提供利特維年科一本英國護照、一支加密電話及每個月二千英鎊，於是他成為軍情六處的線人。

來者不拒的腸道

普通成年人的腸道長度大約有二十八英尺（約八．五公尺），好好地摺疊在腹腔內。負責消化與吸收食物的捲曲組織是小腸，長約二十三英尺（約七公尺），位於胃和大腸之間，消化酶會在這裡開始分解食物，使其易於吸收。腸的內側襯了一層稱為腸上皮（intestinal epithelium）的細胞，負責將營養物質從腸道內部輸送到血液中；如同任何貨物的運輸，必須有專門的運輸業者才能有效運送貨物。還有一點也很重要，就是不同貨物需要不同類型的運輸方式，每種貨物有專門的運輸方式，而糖、胺基酸及脂肪都會各自使用上皮細胞裡，不同的運輸蛋白（transport protein）進入體內。

金屬也有自己的運輸蛋白，鐵和鋅等物質會使用一種稱為DMT1的特殊運輸蛋白進入腸道細胞。DMT1對鐵、銅和鋅一視同仁，樂於將這些金屬帶進體內。然而，DMT1也無法分辨哪些是人體所需的金屬，哪些是鉛、鎘和鈈等危險金屬，即使面對那些對身體不利的金屬，DMT1運輸系統還是會無差別地將這些致命的金屬全部運送到體內。

梅菲爾謀殺案

考量到利特維年科在莫斯科的人脈，以及他對俄羅斯商業慣例的了解，軍情六處將利特維年科介紹到蒂頓國際（Titon International）工作，這是一家商業情報公司，幫助企業開拓前蘇聯這類市場。二〇〇五年，利特維年科接到一通電話，隨後參加莫斯科富商安德列・盧加沃伊（Andrei Lugavoy）的晚宴。盧加沃伊提議與利特維年科合夥：由利特維年科尋找對俄羅斯商機有興趣的倫敦公司；盧加沃伊則進行盡職調查，並蒐集相關俄羅斯公司的商業資訊。於是當盧加沃伊打電話告知將在二〇〇六年十一月前往倫敦後，利特維年科欣然同意與他會面就一點也不奇怪了。

千禧飯店（The Millennium Hotel）位於倫敦高級的梅菲爾區（Mayfair）格羅斯維諾廣場南側，美國大使館也曾經坐落於廣場西側，[4]使館兩側分別有著德懷特・艾森豪（Dwight Eisenhower）總統與隆納・雷根（Ronald Reagan）總統的雕像，還有碑文讚揚雷根為結束冷戰和蘇聯帝國解體做出的貢獻。米哈伊爾・戈巴契夫（Mikhail Gorbachev）的悼詞寫道：「與雷根總統攜手，我們將世界從對抗帶向合作。」諷刺的是，距離雷根雕像僅一箭之遙的千禧飯店，就是前KGB情報員利特維年科遭到暗殺的地點。

二〇〇六年十一月一日週三，剛過下午四點，盧加沃伊和商業夥伴德米特里・科夫頓（Dmitry Kovtun）這兩位俄羅斯人，走進千禧飯店的松樹酒吧（Pine Bar）。表面上看來他們是為了和家人一同觀看一場重要的國際足球賽，參賽隊伍是倫敦阿森納隊（Arsenal）和莫斯科中央陸軍足球俱樂部（CSKA Moscow）。兩人坐下後，一名侍者過來詢問他們想喝什麼。一個有意思的巧合是，這位侍者在松樹酒吧工作超過二十五年，曾服務許多名人，包括已故的史恩・康納萊（Sean Connery），他是大銀幕史上第一位飾演英國情報員龐德的演員，也是最著名的龐德化身。雖然康納萊飾演的龐德曾多次成功擊潰俄國的陰謀，但是今天俄羅斯人會成功。

盧加沃伊和科夫頓先點了一壺茶。下午四點半，利特維年科走進松樹酒吧和他們會合。桌上有幾個已經裝著茶的杯子，於是盧加沃伊要侍者拿一個新杯子給利特維年科。茶壺裡幾乎已經沒有茶，就算有，也已經涼了，利特維年科卻還是喝了幾口，而那幾口就決定他的命運。雖然利特維年科還不知道，但他的身體已經開始崩潰。

幾乎無法檢測到的毒藥

雖然醫院裡的每個人都相信利特維年科遭到下毒，但沒有人知道那是什麼毒。醫療人員假設是鉈，但使用普魯士藍治療的效果卻不大，代表並不是鉈。會不會是另一種重金屬？可是針對他體內進行其他常見的重金屬毒物檢測後，結果卻都呈陰性。

接著，治療利特維年科的一位醫師注意到他的症狀，與接受化療的白血病患者有相似之處。他會不會服用過量的化療藥物？醫師還提出輻射照射的想法，並使用蓋格計數器（Geiger counter）掃描利特維年科的身體，結果卻沒有檢測到任何東西。然而，蓋格計數器只能檢測到強烈的伽馬（γ）射線，醫院裡沒有能檢測更罕見的阿法（α）射線的設備，只有位於奧爾德馬斯頓（Aldermaston）的英國核武中心才具備這項能力。

院方將利特維年科的一公升尿液送往奧爾德馬斯頓，但是測試需要超過二十四小時。同時，利特維年科的生命隨著他反覆失去意識而慢慢消逝。利特維年科的心臟越來越虛弱，到了十一月二十二日晚上，他的心跳停止，急救小組匆忙採取行動，花費三十分鐘才讓心跳恢復。第二天下午，奧爾德馬斯頓來電提供利特維年科的尿液檢測結果：他中的毒終於被鑑定出來了，是釙－二一〇，濃度為致死劑量的一百萬倍。利特維年科斷氣只是遲早的問題。

後來發現，利特維年科的血液中含有二十六．五微克（一百萬分之二十六公克）的釙。儘管毒藥濃度如此之低令人難以置信，但攻擊他身體的輻射量相當於一個人拍攝十七萬五千張的X光片。不到一微克的釙就足以致人於死。之所以花費這麼久才弄清楚利特維年科是釙中毒，部分原因在於這是前所未見的凶器。

前往千禧飯店松樹酒吧後三週，利特維年科再度心跳停止，二十一分鐘後宣告不治，病房也遭到封鎖。

利特維年科死後八天，病理學家解剖他的屍體，這是西方有史以來最危險的驗屍過程之一，和在陰謀論者最愛的內華達州美軍五十一區機密基地解剖外星人沒兩樣。法醫病理學家納薩尼爾．卡里（Nathaniel Cary）穿著兩層防護衣，手套用膠帶黏在手腕上，塑膠頭罩上有幫浦，會將過濾後的空氣注入其中。第二位病理學家、一位警探及一位攝影師都穿著類似的衣服。還有一位放射線專家站在一旁，負責在解剖過程中擦去工作人員身上的汙染血液。醫護人員也隨時待命，準備立即撤離任何有一點生病跡象的人。

他們解剖屍體，只看到萎縮與腐爛的組織由內而外被撕裂和溶解，釙的輻射毫不留情地摧毀利特維年科的身體。

輻射與腸道

每天的消化和吸收壓力，會對腸道內壁的細胞造成傷害，這些細胞死亡時會從表面脫落，就像曬傷後的皮膚細胞一樣。這些死細胞會被消化並回收到體內，好製造新細胞，整個過程會不間斷地自動進行。事實上，小腸內壁的所有細胞大約每三到七天會徹底更換一次，因此腸道是體內複製速度最快的組織。腸道需要大量的ＤＮＡ合成，才能快速生長與複製細胞，儘管這個過程極有效率，但是如此迅速的速度也使得腸道對干擾ＤＮＡ的物質非常敏感。

每個細胞內部都有細胞核，儲存著製造新細胞需要所有指令的基因組。正如馬特．瑞德利（Matt Ridley）在著作《二十三對染色體：解讀創生奧祕的生命之書》（*Genome: The Autobiography of a Species*）中所說：「把基因組想像成一本書，裡面有二十三個章節，也就是二十三對『染色體』。每一章裡都包含幾千個故事，就是幾千個『基因』。每一章都是由稱為『外顯子』（exon）的段落組成，這些段落被稱為『內含子』（intron）的廣告打斷。每個段落都由稱為『密碼子』（codon）的單字組成，而每個單字都是以稱為『鹼基』（base）的字母書寫。」這本書裡大約有三十億個字母──相當於二十五萬本《聖經》，但是每個的結構都比一個針頭還小。體內的每個細胞都含有約六．五英尺（約一．九八公尺）的ＤＮＡ，緊密盤繞並被包在一個只有六微米（一百萬分之六公尺）寬的細胞核內。

ＤＮＡ本身由Ａ、Ｔ、Ｇ、Ｃ四個字母編碼組成，任三個排列成各種組合，是所有細胞需要的全部蛋白質的藍圖，無論是肌肉、心臟、大腦或腸道細胞都需要它們。細胞每次分裂時，都必須準確無誤地複製這三個字母。儘管這項任務相當艱鉅，但是一個細胞大約只需要一小時，就能完全複製全部三十億個字母的ＤＮＡ序列。相較之下，一個中世紀的僧侶每天工作十四小時，通常也需要四年的時間才能抄寫完《聖經》裡大約三百萬個字母。

確實，有時候身體也會出一些小錯，但細胞也具備修復機制來彌補；然而，大規模的DNA損傷仍然無法被修復。偶爾才分裂的細胞不容易受到DNA損傷的影響，可是腸道細胞或免疫系統細胞這種會迅速分裂的細胞，對於會破壞細胞核中DNA雙股的任何東西都非常敏感。輻射是可以破壞DNA雙股的東西之一，會造成DNA雙股無法被修復。

釙－二一〇會散發出α粒子輻射。在大多數情況下，α粒子是無害的，只要一張紙，甚至是覆蓋我們全身的皮膚就能加以阻擋，接觸到這種輻射幾乎不會帶來任何危險。然而，一旦這種輻射被攝入體內就另當別論了。雖然至今仍不清楚殺死利特維年科的釙究竟是什麼形態，但很可能是以氯化釙的形式進入人體。儘管釙在室溫下是一種固體金屬，卻可以轉化為氯化釙，使得釙能溶於水，更容易被吸收。由於腸道的DMT1無法辨識出釙是一種致命的金屬，所以一視同仁，不僅不會阻止釙，反而會熱切歡迎它進入細胞，忽略它帶來的危險。

分解後的釙散發出的α粒子，在細胞內部造成的作用，就和拆除房屋用的吊掛鐵球相同。DNA雙股會被粉碎成微小的片段，再也無法回復；貨物運輸蛋白也被炸開，細胞對這種放射性攻擊毫無防禦能力。α粒子還會影響所有細胞都有的另一個成分：水。就像被赤手空拳的職業拳擊手用右勾拳擊中下巴，牙齒都飛出去那樣，α粒子會砸碎水分子，敲飛一個電子，而突然失去電子就會形成自由基氧化物。這些高放射性的分子會撫過細胞，一路粉碎蛋白質、細胞膜和DNA中的關鍵化學鍵。當釙—二一〇破壞腸壁時，體內會爆發細菌感染，導致腹膜炎並引發中毒性休克症候群，而這本身就是一種嚴重的疾病。

從腸道進入血液的釙—二一〇第一站會來到肝臟，α粒子會不分青紅皂白地破壞肝臟細胞，就像日耳曼的汪達爾人（Vandals）洗劫羅馬一樣。肝臟的功能之一是，幫助身體清除老舊紅血球分解而產生的廢物。這些失去用途的紅血球被分解後會釋放血紅素，進一步被分解成一種叫做膽綠素（biliverdin）的化合物。健康個體的肝臟會迅速回收膽綠素的成分，但是如果肝臟受損，膽綠素就會積聚，導致皮膚出現黃疸的特徵，膚色變得黃綠、蒼白。離開肝臟的釙—二一〇接著進入心臟，心肌被α粒子撕碎，最終導致心臟衰竭。體內其他分裂速度快的細胞，如毛囊，也會被撕裂，導致快速脫髮。

最後，致命的輻射會攻擊免疫系統的細胞，殺死原本可以保護身體免受感染的白血球。體內白血球的來源是骨髓，稱為幹細胞的細胞會在這裡迅速分裂和增殖，成熟後成為白血球和紅血球等血液裡的各種細胞。正如先前看到的，這種快速分裂的細胞在面對輻射攻擊時特別脆弱。遭遇輻射的免疫系統持續陷入混亂，造成血液中的白血球數量急劇下降。骨髓也是產出血小板的源頭，血小板是負責凝血的微小細胞，當骨髓受損時，血小板數量也會下降，凝血功能停止，隨之而來的是內出血導致的失血。利特維年科經歷上述所有的症狀，他的身體可以說是名副其實的四分五裂，最終導致死亡。

誰殺了利特維年科？

在公開市場購買殺害利特維年科的釙，價格會高達數千萬美元。如果只是心懷不滿的個人，甚至是俄羅斯黑道，這都是昂貴到不可行的暗殺方法，然而獲得國家贊助的組織就很容易得手。釙的唯一來源是核反應爐，每一批人造釙—二一〇都有自己的化學特性，相當於化學指紋，可以揭露它的製造地點。用來殺害利特維年科的釙是在俄羅斯的馬亞克核子設施生產，並於十月從莫斯科以飛機運往倫敦。

有充分的證據顯示，在利特維年科的茶中加入釙—二一〇的是盧加沃伊和科夫頓。目前還不清楚兩人是否和利特維年科有私人恩怨，可能只是遵從上級的命令。他們處理釙—二一〇的輕率態度，顯示完全沒有意識到它有多危險。事實上，在利特維年科喝下釙後，盧加沃伊甚至鼓勵同行的八歲兒子和他握手。盧加沃伊和科夫頓所到之處，曾經碰過或坐過的物品或位置，全都發出 α 輻射的訊號，讓警方能夠精確描繪出兩人的動向。

科學家進入盧加沃伊的飯店房間時，就像進入核反應爐，套房客廳的輻射讀數超過每秒三萬次；浴室更糟，輻射含量高到設備根本來不及計算出來。

一般認定盧加沃伊和科夫頓是馬前卒，實際下令暗殺利特維年科的人仍然藏身幕後。利特維年科本人確信是普丁直接下令謀殺他，而這究竟是因為他知道些什麼或太過自大，還不得而知。利特維年科真的有重要到需要普丁親自參與暗殺嗎？當然，利特維年科和普丁之間的個人恩怨，確實可能在所謂的暗殺中占了一席之地。雖然在英國政府關於這次暗殺的報告裡，還有許多證據列為高度機密，但是這份報告確實指出：「整體而言，普丁政府的成員，包括總統本人和聯邦安全局，都有對利特維年科先生採取行動的動機，包括殺了他。」[5] 利特維年科的妻子和兄弟更傾向相信是俄羅斯聯邦安全局高層下的手，因為認為利特維年科是揭露俄羅斯聯邦安全局行為的叛徒，必須殺雞儆猴，警告其他懷有異心的成員。儘管外界認定俄羅斯政府與利特維年科的死有關，但是莫斯科官員始終極力否認參與暗殺，或從事任何釙的黑市交易。二〇〇七年五月，英國皇家檢察署（Crown Prosecution Service）正式起訴盧加沃伊謀殺利特維年科；普丁拒絕將盧加沃伊引渡到英國。盧加沃伊也表達不滿，聲稱自己是清白的，還召開記者會批評那些他所謂「針對他羅織並捏造的證據」。記者會舉辦的地點，就是利特維年科還在俄羅斯情報部門工作時譴責政府貪腐的同一個房間。

根據目前所知，利特維年科是唯一一個被釙—二一〇謀殺的人。事實上，這種毒在核子時代之前根本不存在，而且它的生產價格很高，兩者可能都會影響統計數據的結果。相較於可能只是曇花一現的鉢—二一〇，下一章的焦點反倒是一種從古羅馬時代以來就已經出現並使用的毒物。

Chapter 10

砷和安卓埃先生的可可

他們把砒霜放在他的肉裡／然後驚恐地盯著他吃下。

——阿弗瑞德・愛德華・豪斯曼（Alfred Edward Housman），《什羅普郡少年》（*A Shropshire Lad*），一八九六年

砷的簡史

砷（arsenic）可能是一種歷史最悠久、血統最純正、最聲名狼藉的毒藥。據說亞歷山大大帝（Alexander the Great）就是死於砷、埃及豔后克麗奧佩托拉（Cleopatra）用砷自殺，還有尼祿（Nero）也靠著砷登上羅馬王位。自古以來，砷一直是統治者剷除異己與上位的工具。確實，砷這個詞彙就來自希臘文的 arsenikos，意思是「陽剛」或「男子氣概」。

在文藝復興時期的歐洲，有一個以用砷下毒而惡名昭彰的家族。波吉亞家族以生於西班牙的紅衣主教羅德里哥・波吉亞（Rodrigo Borgia）為首，他輪番對羅馬天主教會成員逐一下毒，一路往上晉升，最終站上教會頂點，成為教皇亞歷山大六世（Pope Alexander VI）。他與兒子切薩雷・波吉亞（Cesare Borgia）和女兒盧克蕾齊雅・波吉亞（Lucrezia Borgia），一起實驗各種砷下毒的方法，試圖找出效果最好的一種。其中一種製作方法是在死豬的內臟上塗抹砷後讓它腐爛，再把整坨爛內臟晒乾，接著製成粉末，加入其他祕密成分後，製成名為「坎塔雷拉」（cantarella）的毒藥。據說這種毒藥極為致命，毒性之強使得配方在波吉亞家族滅亡後便遭到銷毀。

身為教皇的羅德里哥可以任命教會的紅衣主教。紅衣主教的地位是有利可圖的保證，因為獲得任命的人可以販賣贖罪券，而購買贖罪券的金錢會直接落入紅衣主教的口袋，於是便能累積個人財富。購買贖罪券的人通常計劃離開教堂後就去犯罪，並且相信自己的罪將因贖罪券而被赦免。當這些紅衣主教獲得可觀的財富後，就會被邀請參加由波吉亞家族舉辦的豪華宴會。這些不疑有他的紅衣主教會在晚間喝下坎塔雷拉濃度極高的酒。當然，每個人都會對紅衣主教的英年早逝感到震驚和悲傷，而根據教會的規定，已故紅衣主教的所有財富和財產都要歸還給教會，也就是說一切都歸波吉亞家族所有。

波吉亞犯罪家族如此勤奮和熟練的下毒手法，讓他們成為義大利最富有的家族之一。盧克蕾齊雅三度嫁入其他富豪家庭，切薩雷也在教皇軍隊中擔任將軍，進一步提高家族的地位。然而，波吉亞王朝的崩潰也很快到來。某次有幾位紅衣主教要和教皇及其家人共進晚餐，因此波吉亞與切薩雷提早回家，並要僕役送上一瓶酒。無論是偶然還是蓄意，僕役拿了一瓶含砷的酒來倒。年邁的教皇因此去世，但年輕的切薩雷意識到自己中毒了，立刻下令宰殺一頭騾子，並用這隻動物的屍體包住自己，這是當時眾所周知的中毒治療法。切薩雷隨後順利康復，這也許是這種治療手段奏效的唯一書面證據。隨著他父親的離世，切薩雷也失去想要的財富和權力。一五〇七年，他在一場小規模衝突中喪生，享年三十一歲。盧克蕾齊雅的情況稍好一些，她顯然對過去殺人不眨眼的生活方式感到後悔，於是決定獻身宗教。然而在波吉亞王朝滅亡後，用砷下毒的手法還是持續流行數百年。

在一六〇〇年代後期的法國，用砷來解決魯莽存活的富有親戚不僅相當有效，也非常普遍，以至於它獲得所謂**繼承粉**（poudre de succession）的名稱。1過去要從礦物中萃取砷，不僅困難又耗時，因此價格也很昂貴，用砷殺人是有錢人的玩意兒。但是隨著工業革命，對鐵和鉛出現龐大的需求，這種情況也發生變化。萃取這些金屬的礦石經常受到砷的汙染，為了獲得純金屬，這些礦石會在大型窯爐中加熱到高溫，直到熔融的金屬可以自由流動為止。砷與氧氣反應後會形成三氧化二砷（砒霜），而這些三氧化二砷會在窯爐的煙囪內壁凝結成白色粉末，必須定期刮下，以免堵塞煙囪。

人們沒有扔掉這些「砒霜」（white arsenic，又稱為白砷），而是意識到可以將這種物質作為毒藥出售來賺錢；砒霜能用來消滅各種害蟲，包括蟑螂、老鼠、流浪動物，還有親戚和地下戀人。既然現在砷是以工業規模生產，成本自然直線下降，就算一貧如洗也可以取得砷來處理麻煩的問題。一八五一年，隨著大眾日益關注意外和蓄意的砷中毒案件，英國議會通過《砷法》（Arsenic Act）來規範砷的購買。2

如同氰化物構成普魯士藍的基礎，卡爾·威廉·席勒（Carl Wilhelm Scheele）也發現砷可以用來製造一種鮮豔的綠色，這種顏色後來也以他的名字命名，稱為席勒綠，在服裝、壁紙、糖果裝飾品、兒童玩具及肥皂等各種物品上風靡一時。就連德國化學家羅伯特·本生（Robert

Bunsen，後來以「本生燈」聞名於世）也想加入這場砷熱潮。某日，本生在砷化合物周圍晃來晃去，玻璃燒杯突然爆炸，差點奪走他的右眼，造成他只能半盲地度過餘生。

對有心下毒的人來說，砷最大的吸引力之一在於，醫師經常將砷中毒的症狀誤認為自然疾病，尤其是如果受害者死於長期累積的低劑量，真相就更難被發現。砷中毒經常被誤認為霍亂、流感，甚至是單純的食物中毒，而這些疾病在二十世紀前是家常便飯，根本無從得知有多少謀殺被簡單歸因為病死。

急性砷中毒的最初症狀是胃腸不適、嚴重嘔吐與腹瀉。大量體液流失會導致脫水和極度口渴，還會感到極度的胃痛。急性砷中毒患者的屍體會由於快速與嚴重的脫水，顯得略微萎縮或消瘦。嘔吐和腹瀉是胃黏膜遭到刺激引起的，解剖後會看到胃黏膜出現帶血的病變。砷也會攻擊腸道，在這裡也可能發現類似的損傷。

但是砷並非只能以高劑量的急性中毒方式致人於死，如果受害者長期服用少量的砷，造成砷在體內緩慢累積，同樣也會致命——稱為慢性中毒。想要模仿自然疾病症狀的凶手，特別偏好這種日積月累的慢性砷中毒。許多用砷下毒的人都是非常細心的護理師或配偶，手邊總有砷能重複下毒，直到達到預期效果為止。在劑量較低的情況下，受害者確實也會出現嘔吐和腹瀉、頭痛、噁心及頭暈等症狀。累積的神經損傷也很常造成肌肉痙攣和癱瘓，還有可能導致脈搏過快的心律不整。不過，儘管有這些症狀，受害者依舊能繼續存活數週，直到最終死於多重器官衰竭。慢性砷中毒的一個常見特徵是皮膚上出現黑斑〔色素沉著過度（hyperpigmentation）〕，甚至形成稱為砷劑角化症（arsenical keratosis）的堅硬鱗屑斑塊，檢查指甲會發現「條痕」（Mees line），即指甲上與甲床平行的縱向白線。

有兩個原因讓砷成為流行的毒藥：首先，它極易溶解；其次，和許多植物生物鹼毒素不同，砷幾乎沒有任何味道，因此很容易撒在食物上或攪拌到湯和燉菜裡。最常見的下毒方法是，將砷溶解在受害者經常飲用葡萄酒、咖啡或可可等飲品裡。

就這種下毒的形式而言，只要喝一口有毒的飲料就足以致命。然而，卻有一些人——包括在東歐一座高山村莊裡的居民，卻能在服用對其他人來說足以致命的砷之後繼續存活。

以砷為食

史泰利亞邦（Styria）位於奧地利地區首府格拉茲（Graz）附近，與匈牙利接壤。該地區最著名的子弟之一是阿諾・史瓦辛格（Arnold Schwarzenegger），他是健美冠軍、電影演員和前加州州長。大約在史瓦辛格出生前一百年，瑞士博物學家約翰・雅各布・馮・楚迪（Johann Jakob von Tschudi）博士在一八五一年的維也納醫學期刊上發表一篇令人驚訝的報告，描述史泰利亞邦高山地區的農民如何把砷當成補品食用。

這裡的農民會用牙齒啃咬白砷塊，或磨碎撒在麵包上，每週二到三次。這些人聲稱，砷有助於他們在史泰利亞邦所在的阿爾卑斯山高海拔地區的呼吸更順暢、體型更健壯，還能幫助消化、預防疾病，並提高性能力；女性則認為吃砷能大幅改善膚色，讓她們有「奶油水蜜桃般」白裡透紅的膚色，以及更婀娜多姿的身材。砷確實會刺激血紅素和紅血球產生，增加血液運輸的含氧量，這可能也是史泰利亞人聲稱砷讓他們在高海拔地區呼吸更順暢的線索。

史泰利亞人在一六〇〇年代首度嘗到砷的好處。當時該地開始採礦，而在冶煉含砷的礦物時，三氧化二砷以白色粉末的形式沉積附著在冶煉火爐上方的煙囪，礦工便會將砷粉收集起來，像鹽一樣撒在麵包上，或溶解在咖啡等溫熱的液體中食用。礦工一開始會這麼做的原因，以及這個想法究竟從何而來，至今仍是一個謎。年輕人會從米粒大小的少量砷開始，再逐漸增加劑量，直到能吃下通常被認為會致命的劑量，而沒有明顯的不良影響為止。事實上，固定食用砷四十多年的人幾乎都頗為長壽，也不太會生病。當地有許多男性固定攝食三百毫克的砷，遠高於成年人的致死劑量；據說有一個人固定會吃將近一公克的白砷。砷不僅明顯改善該地男女的生活，連馬匹的飼料中也會加入砷粉，令人難以置信的是，當地居民聲稱此舉改善動物的健康和外觀，並提高牠們的耐力。

事實上，砷的確是許多動物必需的微量營養素。研究顯示，餵雞吃少量的砷會刺激血管形成，讓雞看起來肥嫩，呈現漂亮的粉紅色。到了二〇一三年，美國所有的養雞飼料中都會加入砷。目前還不清楚砷是否為人類所需的關鍵元素，但它很可能有助於增加身體的血液供應，提高在高海拔地區生存的耐力。

由於一八〇〇年代中期的科學和醫學界非常清楚砷的致命特質，因此居然有人可以無後顧之憂地食用砷這件事，似乎是一個足以和大腳怪或尼斯湖水怪相提並論的傳說。公開的科學論證似乎可以消除學界對這個新發現的懷疑。一八七五年，第四十八屆德國藝術與科學協會大會（German Association of Arts and Sciences）在格拉茲舉行，會中有兩名以砷為食的人出現在觀眾面前，其中一人吃了四百毫克的白砷，另一人則吃了三百毫克。第二天，兩人再次出現在觀眾的面前，不只身體健康，從他們身上採集的尿液樣本，還顯示他們體內的砷濃度極高。毫無疑問地，只要逐漸增加劑量，吃砷確實是可行的，還能顯著提升免疫力。

吃砷的奇異後遺症還延伸到死後，因為這種毒會殺死導致屍體腐爛的細菌，所以史泰利亞人的喪葬傳統中，還包括在十二年後將屍體移出墳墓，取出骨頭放入地下室，空出墳墓的空間給新使用者。以砷為食者的屍體通常保存得相當完好，即使過了十二年，朋友和家人也很容易認出當初埋葬屍體的身分。砷在死後顯著減緩屍體分解的能力，被毒理學家稱為「砷乾屍化」

（arsenic mummification）。有人主張，在中歐和東歐出現的永生不死吸血鬼傳說，可能部分源於食砷者死後仍保存完好的屍體。

隨著所謂食用砷的健康益處開始廣為人知，在藥品和化妝品中使用砷也在一時之間蔚為風潮。不僅大眾對食用砷深深著迷，法律界也開始抓住它的用處不放。

代表被指控用砷下毒謀殺的客戶辯護的律師，提出所謂的「史泰利亞辯護」[3]，主張在屍體裡發現的砷不能作為謀殺的證據，那只是受害者自行服用砷來強身健體造成的；既然中毒是死者自行造成，就沒有犯罪行為發生，因此必須釋放被告。同樣地，在被告身上發現砷也不能列入犯行的事實證據，因為她——被指控的下毒者通常是女性，可能一直都用砷塗抹皮膚來改善膚色。

史泰利亞辯護對辯護律師來說是一大福音，也被用於多場審判之中，包括我們即將看到的這一場：針對格拉斯哥（Glasgow）社交名媛瑪德琳・漢米爾頓・史密司（Madeleine Hamilton Smith）的審判。《錢伯斯的愛丁堡日報》（*Chambers's Edinburgh Journal*）有一位抱持懷疑態度的記者寫下：「我呼籲所有採取史泰利亞飲食法（吃砷）的人寫下一些書面備忘錄，證明他們確實有這種行為，以免他們有朋友被冤枉絞死。」真是警世名言啊！

砷和安卓埃先生的可可

上流社會、醜聞、維多利亞時代的感情糾葛、勒索及謀殺：記者還有什麼不滿足的？報紙將這稱為「世紀審判」與「一段關於犯罪、激情和司法調查的驚心動魄故事」。一八五七年七月九日週四，愛丁堡高等法院外沸沸揚揚，大批人群等待陪審團做出裁決。裁決結果關係到被控謀殺的凶手史密司的性命，有罪的裁決可能意味著絞刑。雖然大眾普遍認為史密司絕對犯下謀殺情人的罪行，但是此案的種種情況也讓民眾對她極為同情。許多人斷定，此案中唯一的悲劇是史密司不得不親自下手。

四個月前，一八五七年三月二十三日晚上九點左右，一位名叫埃米爾．安卓埃（Émile L'Angelier）的年輕人離開在蘇格蘭格拉斯哥的住所。離開前，他停下來和房東太太交談，要了房子的鑰匙，因為打算很晚才回來。房東太太再次見到他時，已經是隔天凌晨二點半。安卓埃沒有使用那把鑰匙，而是急促地敲著大門並猛按門鈴。房東太太開門，就看見安卓埃痛苦地抱著肚子，劇烈嘔吐，看起來病得很重，房東太太認為這時候打電話給醫師是明智之舉。雖然這不是安卓埃第一次健健康康出門，幾個小時後帶著嚴重的胃痛回家，但這次卻不太一樣。醫師在七點左右到達，開立嗎啡給安卓埃緩解疼痛。幾個小時後，醫師回來檢查卻為時已晚，安卓埃已經死了。

十九歲的史密司出身蘇格蘭知名的建築師家族，她是這個中上階級家庭裡五個孩子的老大，住在格拉斯哥的布萊斯伍德廣場。史密司是一個身材嬌小的黑髮女孩，曾就讀英格蘭的戈頓小姐年輕仕女學院（Miss Gorton's Academy for Young Ladies），學習禮儀和持家等重要能力。回到格拉斯哥後，史密司一直忙於社交活動，參加派對和舞會，有人說她一個晚上會參加五場不同的派對。

有一天她在外出散步時，遇到二十六歲的安卓埃，無法自拔地陷入愛河。可惜這對小情侶的關係，並不見容於維多利亞時代嚴格的社會風氣。

安卓埃偽裝自己是法國人，卯足全力賣弄高盧魅力，吹噓自己和居住在法國中心城堡的貴族與皇室有親戚關係，實際上卻出身於海峽群島（Channel Islands）裡的澤西島（Jersey），根本不是法國人。他和貴族八竿子打不著，只是一座種子倉庫裡的小職員，每週收入不到十先令。當時在旅館裡租一間雅房一週通常要價三到六先令，可見安卓埃與史密司所屬的社會階層天差地遠。

儘管兩人的社會背景不同，或者可能就是因為背景的差異，史密司對安卓埃有滿腔愛慕之情，還開始寫情書給他，在家族的鄉間別墅寄出給安卓埃的第一封信。回到城市後，兩人繼續通信，經常安排在街上或附近的商店「偶遇」幽會。兩人的性愛猶如乾柴烈火，情到濃時，安卓埃提議結婚，史密司也欣然答應。

當史密司的父親得知兩人的關係後，立刻禁止史密司繼續和安卓埃見面，命令她寫一封斷交信。安卓埃不僅身無分文，還是一個「外國人」，根本不適合史密司這樣的人。史密司遵從父親的要求，不再與安卓埃見面，但安卓埃沒有氣餒，懇求史密司繼續和他往來。史密司留下的信件顯示，儘管父親禁止，但她仍渴望延續這段關係，她寫道：「爸爸對我和一位他不認識的紳士一起散步感到非常生氣，但我不在乎世人的閒言閒語，只要我的心告訴自己，我沒有做錯任何事就好。」安卓埃說服一位女性朋友，讓他和史密司在她家見面，共譜浪漫戀曲。毫無疑問地，這種刺激的禁忌性質似乎強化這段關係對史密司的吸引力，於是這對情人祕密幽會了兩年。

安卓埃保留史密司寫的所有信件，卻命令史密司燒掉所有他寫的信，可能是為了不被史密司的父親發現。有幾封安卓埃寫的信殘留下來，內容顯示他是一個要求嚴苛又控制欲強的情人：他決定史密司該穿什麼衣服、能去什麼地方，還有可以和誰說話；而史密司的信件則顯示，她是一個缺乏安全感的年輕女孩，拚命尋求情人的認可。

儘管有種種危險的訊號，但這對情人還是在一八五六年計劃結婚。史密司的父母不知道她一直維持著這段地下戀情，認為是時候為她挑選合適的丈夫。事實上，他們很快就找到符合條件的威廉・明諾奇（William Minnoch）。明諾奇的年收入為三千英鎊，是安卓埃的一百多倍，顯然是更適合負擔史密司生活方式的丈夫。史密司慢慢意識到，與富有的明諾奇結婚顯然比和安卓埃拮据地相愛來得好，於是在面對明諾奇的求婚時欣然答應。

可是安卓埃呢？他仍然保留著史密司寫的所有情書，包括那些能證明兩人「有罪的親密關係」的情書。史密司對此憂心不已，意識到安卓埃可能會藉機勒索她，威脅要把信交給她的未婚夫，這將讓她名譽掃地。

史密司一直習慣透過位於地下室臥室的窗戶與安卓埃交談，甚至會在寒冷的夜晚偷偷遞可可給窗外的他。史密司覺得這是一個解決問題的機會，於是從當地一位藥劑師那裡弄到一些砷粉。二月十九日週四，史密司和安卓埃依舊隔著窗戶交談，她再次給了他一杯熱可可。之後回到住處的安卓埃開始覺得很不舒服，房東太太發現他劇烈吐出綠色的膽汁。隔天早上，史密司離家，走到附近沙朗霍爾街上的默多克兄弟藥房（Murdoch Brothers Druggists），又買了價值六便士的砷。當天晚上，有更多的可可遞給窗外的安卓埃。

警方後來發現安卓埃的日記裡，有好幾篇足以佐證的內容：「感覺不舒服」；「在客廳裡看到咪咪（史密司）……病得很重」；「我不懂為什麼喝了她給我的咖啡和可可後會如此不適」。三月二十一日晚上，有人看到安卓埃在街上腳步踉蹌，看起來很痛苦，按著肚子呻吟。到達住處時，他顯得非常難受，劇烈嘔吐。房東詹金斯（Jenkins）太太焦急地請來醫師。醫師在第一次診斷時開立嗎啡止痛藥，但在當天早上稍晚回訪時，只能哀傷地要詹金斯太太拉上窗簾，因為安卓埃已經死了。

解剖結果顯示，安卓埃的胃裡有大量的砷：將近五公克。這是當時所知用量最大的砷謀殺案。要在受害人不注意的情況下，加入如此大量的砷似乎並不可能，但是正如控方在隨後的審訊中指出的，磨細的砷粉可以很輕易地與二茶匙可可和牛奶或沸水在茶杯裡混合，最多能溶解六公克（致死劑量的四十倍），而且不會有任何難聞的氣味或味道。史密司遭逮捕後，被帶到愛丁堡接受審判，以「惡意毒殺」安卓埃的重罪罪名遭到起訴。

這起涉及婚前親密關係、潛在的勒索、謀殺、外國人和跨越階級戀情的醜聞，注定讓審判成為大眾焦點。英國各大報紙，甚至紐約的各大報紙，幾乎都鉅細靡遺地刊登這些證據。媒體對史密司是否有罪的意見不一。史密司坦承自己購買並使用砷。她的證詞是，一位知名女演員的女兒曾建議她用砷來美化膚色；於是她照做，用稀釋的砷塗抹臉、脖子和手臂。

關於安卓埃之死有各種意見，有人認為他本來就是會吃砷的人。有證據顯示，他很熟悉使用砷來提高馬匹耐力的做法，也會出於美容原因服用砷，並改善他的呼吸。事實上，審判中有一位證人作證表示，安卓埃在去世的週日當晚，確實從一家藥房購買砷粉。

辯方當然不會放過安卓埃會食用砷的概念，並在英國審判中首次援引「史泰利亞辯護」——

受害者和被告都有正當理由擁有砷。經過九天的審議，陪審團最終做出「罪證不足」的裁決。在蘇格蘭法律裡，這代表史密司沒有被判無罪，但是檢方除了合理懷疑外，也無法證明她有罪。

媒體在整個審判過程裡分成三派，各有擁護者：史密司是無辜的，她的情人死於自殺或意外服藥過量；史密司犯下謀殺罪，應該支付罰款；以及到目前為止最受歡迎的一種：史密司可能真的是凶手，但安卓埃罪有應得。

經過這場審判後，史密司顯然絕對不能繼續住在蘇格蘭了。她和弟弟詹姆斯（James）一起搬到英國，改名為列娜（Lena），並在那裡認識藝術家喬治．沃德爾（George Wardle）。兩人婚後育有兩個孩子——湯姆（Tom）和姬頓（Kitten）。史密司繼續維持富裕的中產階級生活方式，是受歡迎的女主人。她仍然有一些爭議，例如在晚餐時不使用桌布，而是使用餐墊，藉此帶動一股流行。雖然以今天的觀點而言，可能會覺得這根本是芝麻小事，但要記得當時即使是鋼琴的腳架都不能露出來，必須遮蓋以示謙遜。史密司的婚姻並沒有白頭偕老，她和丈夫在二十八年後分居。她在七十歲時搬到紐約與兒子一起生活，最後於九十三歲去世。

砷的致死原理

雖然大多數人使用**砷**這個通用名詞來指稱這種毒，但謀殺使用的通常不是純砷，而是含有砷的化合物。事實上，服用純砷不可能造成太大的傷害，因為它很難被腸道吸收，並會迅速從體內排出，更為致命的是其他形態的砷。

隨著煤氣燈進入維多利亞時代的家庭，一般家庭開始能使用鮮明的牆面色彩，而特別鮮豔的席勒綠更是風靡一時。使用含砷的綠色壁紙，不僅讓屋內看起來更明亮，還有減少臭蟲出現的額外好處。這對壁紙製造商來說是一大福音，他們很快就看出能用這一點打廣告。不幸的是，殺死臭蟲的東西也開始影響人們。要將壁紙黏在牆上，就必須用麵粉和水簡單做成的糨糊，而在潮濕的氣候條件下，糊狀物是黴菌無法抵擋的美食，尤其是一種叫做短柄帚黴（*Scopulariopsis brevicaulis*）的黴菌。黏貼壁紙的糨糊和製作壁紙的纖維素，讓黴菌長得頭好壯壯，一邊成長，一邊慢慢消化這些物質。隨著黴菌代謝壁紙，化學反應會將紙張裡的固體砷，轉化為一種具有顯著大蒜氣味的揮發性砷氣體：胂（arsine）。胂氣會導致紅血球分解，減少在體內循環的氧氣，從根本上使人窒息。要是你知道自己不太可能被臭蟲叮咬，因為正緩慢地被壁紙殺死，恐怕不是大多數人追求在臥室裡平靜、放鬆的那種感覺。奇怪的是，胂氣並不會引起砷中毒相關的常見症狀。

典型砷中毒的毒性，來自於細胞的正常生化反應受到破壞。砷化合物很容易被腸道吸收，因此食物和飲料是砷中毒的明顯途徑。砷的毒性主要與兩種形態的砷有關，即砷酸鹽（arsenate）

和亞砷酸鹽（arsenite），兩者各有不同的致死原理。

砷酸鹽在化學上與結構上和另一種重要的分子很類似，就是磷酸鹽（phosphate）。事實上，兩者相似到身體無法區分。磷酸鹽是DNA雙螺旋結構的骨架，可以黏附或離開酶，藉此改變活性；正如先前看到的，它們構成身體能量來源的腺苷三磷酸的一部分。砷酸鹽會致死是因為它取代了磷酸鹽，成為腺苷三磷酸的一部分；但砷酸鹽與磷酸鹽不同，它無法為細胞提供能量。想像一下為兒童玩具供電的電池，沒電的電池看起來和新電池一模一樣，但是裝了沒電電池的玩具卻什麼也做不了。同樣地，當砷酸鹽侵入細胞時，細胞的腺苷三磷酸能量供應會迅速下降。如果沒有能量來運作細胞必須執行的所有過程和反應，最終身體活動就會完全停止。

最常見的有毒亞砷酸鹽化合物是三氧化二砷、胂氣及砷色素，如席勒綠。三氧化二砷也被稱為白砷或砒霜，就是在礦石冶煉過程中附著在煙囪內側的粉末。

體內的化學反應是由酶進行的，有些酶是由含有硫的胺基酸形成。含硫胺基酸通常有助於酶保持適當的形狀。亞砷酸鹽會與硫形成牢固的鍵，導致硫無法再讓酶維持形狀，酶因此分崩離析，無法再發揮功能，只能停止運作。一旦亞砷酸鹽被攝食和吸收，就會被血液帶到全身，只要遇到任何含硫的酶或蛋白質，就可能會干擾它們的運作。

由於體內有大量的含硫酶，每一種都有不同的功能，因此會有各式各樣明確的亞砷酸鹽中毒症狀。角蛋白（keratin）是體內含有大量硫胺基酸的蛋白質之一，也是構成指甲和頭髮的蛋白質，因此透過測量頭髮樣本中的砷含量，通常可以清楚知道身體接觸到砷的多寡。

拿破崙．波拿巴（Napoleon Bonaparte）在一八二一年去世，死因謎團重重，外界也有許多說法。據記載，拿破崙在聖赫勒納島（St. Helena）流亡的最後幾個月，健康狀況不佳，患有嚴重的胃痛。雖然解剖結果顯示拿破崙死於胃癌，但是沒過多久，關於他中毒的謠言就甚囂塵上。英國人當然責怪法國人，而法國人則怪罪到英國人頭上。一九六〇年代，針對在拿破崙死後不久，從他頭上取下的紀念用頭髮樣本進行砷含量分析，結果發現頭髮中的砷含量異常地高。為什麼他的頭髮會含砷？有一種說法是來自於拿破崙的壁紙。值得注意的是，拿破崙臥室的壁紙樣本在一九八〇年代被發現，而壁紙裡確實含有含砷的席勒綠染劑，但並不清楚當中的含量是否足以致死。更有可能的是，每當拿破崙感到不適時就會聯絡他的醫師，而對方推薦的瀉藥和其他藥物可能比那些壁紙更有害。拿破崙曾說過一句名言：「你們這些醫療人員送到另一個世界的生命，甚至比我們這些軍人還多。」

馬許和砷的檢測

在涉及砷的法律攻防戰裡，史泰利亞辯護就像能保護被告的銅牆鐵壁，而檢方卻往往很難證明死因是砷；不過那是詹姆斯．馬許（James Marsh）出場之前的事了。儘管一七〇〇年代見證新興的分析化學興起，但是許多用砷下毒的凶手卻從未接受審判，因為醫師較傾向將死因歸咎於自然疾病而非惡意謀殺。正如我們看到的，砷中毒和食物中毒的症狀非常相似，因此醫師很少會想到死因是砷中毒。雖然化學家已經知道如何在屍體器官裡發現含砷的證據，但是結果往往無法預測，而且不一定可重複，不足以作為訴訟時的呈堂證供。一八三二年，約翰．博德爾（John Bodle）被指控謀殺八十歲的祖父喬治（George）。一位在祖父農場工作的女僕作證表示，博德爾曾告訴她，希望祖父死亡，這樣就可以得到對方價值二萬英鎊（相當於現在的二百三十萬英鎊）的莊園。

當地一位藥劑師證實，博德爾確實在喬治去世前幾天，購買相當數量的砷。年輕的化學家馬許被要求在審判中擔任檢方證人，證明無論是在博德爾給喬治喝的可疑咖啡，或是喬治死後切除的幾個器官裡，都發現砷的存在。當時測試砷的標準方法，是用硫化氫氣體注入疑似含砷的組織溶液中，如果形成硫化砷，便能確認溶液中確實含砷。馬許確實獲得硫化砷沉澱物，證明砷存在喬治的組織中。但是等到審判開始進行，沉澱物卻已經變色，使得辯方成功說服陪審團相信的這項證據毫無價值。當時大多數法庭案件審理都是以被告的品格為依據，而年輕的博德爾看起來很討人喜歡，顯然比他也能拿到含砷老鼠藥的父親來得好。根據這些品格證據，法官做出無罪判決，年輕的博德爾獲釋。

博德爾在對法醫證據的最後嘲弄裡，終於坦承自己謀殺了祖父，因為他知道不會因為同一項罪行受兩次審判。馬許相當沮喪，因為他無法提供令人信服的證據來證明博德爾有罪。馬許回到實驗室後，堅持不懈地努力數年，最後終於在一八三六年成功找到一種萬無一失的方法來檢測出人體內的砷。馬許的方法是先將受害者的組織切碎，然後用強酸加熱，破壞有機組織，同時使組織裡的砷進入強酸溶液。下一步是在這個強酸溶液中加入少量的鋅，藉此將砷轉化為氣體，生成胂氣。接著，透過加熱將胂氣還原成砷和氫氣，此時任何原先存在組織中的砷都會凝結，聚集在一片瓷板或玻璃板上，形成一層灰色的金屬狀薄膜。透過測量玻璃板暴露在受測組織前後的重量，就可以確定原本存在組織中砷的含量。

砷療法

奇妙的是，砷用於治療的歷史其實和它作為殺人凶器的歷史一樣悠久。希波克拉底（Hippocrates，西元前四六〇—三七七）是醫學史上最著名的人物之一，他就曾使用深紅色的結晶岩——二硫化二砷（realgar，也稱為雄黃或雞冠石）治療身體潰瘍。

一七七一年六月，倫敦的湯瑪斯．威爾遜（Thomas Wilson）獲得一種名為「無味的隱瘧和發燒滴劑」的藥物專利。當時隱瘧（ague，包括瘧疾或其他一些會產生發燒和顫抖症狀的疾病）

在英格蘭各地流行。某些寄生蟲，例如導致瘧疾的寄生蟲，似乎確實對低劑量的砷特別敏感，就算是低於通常在短時間內會對人造成傷害的劑量也能殺死這些寄生蟲。事實上，砷溶液也是最早被用來處理會引起梅毒的麻煩寄生蟲的方法。

威爾遜大張旗鼓地推銷他的藥物，宣傳這種專利藥是「一種複合性藥物。大量使用經驗顯示，即使病情膠著，樹皮（如柳樹中取得的阿斯匹林）及所有其他藥物都已證明無效，此藥依舊是能有效治療疼痛和反覆發燒的萬靈丹。」無論如何，威爾遜的「發燒滴劑」（Fever Drops）似乎很管用，獲得英國各地的醫院採用。

湯瑪斯．福勒（Thomas Fowler）是服務於英國中部地區斯塔福德郡醫院（Infirmary of the County of Stafford）的醫師，他對這種發燒滴劑的療效非常驚豔，於是想辦法說服醫院裡的藥劑師分析其中的成分。分析後發現，這種滴劑中的活性成分就是砷。於是福勒設計自己的版本，並且利用治療患者之便，在患者身上實驗他調製的這種藥物，最終累積足以編撰成書的成果。福勒在《砷治療瘧疾、退燒和週期性頭痛效果的醫學報告》（*Medical Repors of the Effect of Arsenic in the Cure of Agues, Remitting Fevers, and Periodic Headaches*）中指出，在二百七十一例的瘧疾病例裡，有一百七十一名患者被他的溶液「治癒」。一心想積極行銷此藥的福勒意識到，如果他的療法擺明和砷這種人盡皆知的毒藥有關，恐怕不是最好的銷售手法，因此就以「礦物質溶液」（The Mineral Solution）的名義向大眾介紹這種藥物。

福勒的溶液原始配方中含有三氧化二砷、蒸餾水及蔬菜萃取物，還添加薰衣草精油，看起來更有「藥用」的樣子。這種礦物質溶液很快被稱為福勒溶液（Fowler's Solution），在實務上迅速被用於治療癲癇、歇斯底里、憂鬱症、水腫、梅毒、潰瘍、癌症和消化不良。當然，沒有什麼比名人代言更能推銷一樣產品了。愛丁堡皇家內科醫師學會副主席詹姆斯．貝格比（James Begbie）是維多利亞女王在蘇格蘭時的醫師，他全力吹捧福勒溶液的健康益處，可以說是這種溶液的暢銷保證。

雖然福勒的礦物質溶液可能對梅毒與某些癌症等疾病有效，但許多十八和十九世紀的藥物都有相同的問題：人們會誤以為能有效治療一種疾病的某種藥物，就等於是萬用的靈丹妙藥，但這種溶液幾乎不可能對憂鬱症和歇斯底里這類模糊的症狀帶來任何好處。不過，十八和十九世紀的人將福勒的礦物質溶液廣泛用於根除害蟲，確實也獲得了相當的益處，因為這有助於減少寄生在老鼠與田鼠身上跳蚤攜帶的疾病傳播。儘管砷溶液不再是現代醫學偏好的治療選項，但是近期使用砷來治療某些白血病的研究，使得砷在醫界再次抬頭。

砷絕對是通往改善公共衛生之路的開端，但是下一章將介紹的化學物質，對於減少發展中城鎮的疾病傳播扮演不可抹滅的重要角色。事實上，在大多數廚房水槽下大概都能找到這種化學物質。

Chapter 11

氯和勒夫肯的殺手護理師

在和平時期，科學家屬於全人類；在戰時，則屬於他的祖國。

——弗里茲·哈伯（Fritz Haber），一九一八年諾貝爾化學獎得主

化學戰

二十世紀初，整個歐洲發生巨大的社會和政治變化。維多利亞女王（Queen Victoria）在一九〇一年去世，她是英國史上統治時間最長的一任君主，這個紀錄直到伊莉莎白二世女王（Queen Elizabeth II）才被打破。一九一四年也是迄今為止，規模最大的歐洲戰爭開打的那一年，正是在這場「結束一切戰爭的戰爭」中，德國的一位頂尖科學家創造出最早的化學武器。

哈伯在一八六八年出生於布雷斯勞〔Breslau，現在的波蘭樂斯拉夫（Wrocław）〕，他在柏林攻讀化學，一心想從一個外地的猶太男孩變為成功的德國人。第一次世界大戰爆發時，哈伯在柏林的威廉皇帝物理化學研究所（Kaiser Wilhelm Institute of Physical Chemistry）擔任所長，因為迫切想要證明自己的愛國情操，而心甘情願加入德國陸軍部擔任顧問。

哈伯堅信可以用化學力量將盟軍趕出戰壕，讓德國取得勝利；他用來清空戰壕的工具是有毒氣體。他認為氯氣是最有效的武器，問題是要如何使用。某次早期的氯氣散播試驗導致幾位德國士兵死亡，因此德國軍官對使用化學武器並不像哈伯那麼有信心。一位將軍稱使用毒氣「沒有道義」，另一位將軍則宣稱「毒害敵人就像毒死老鼠一樣令人厭惡」。但是到了一九一五年，隨著德軍在幾條戰線的戰事失利，軍方部署化學武器的決心變得更加堅定。[1]

等待數週後，理想的風力條件終於來臨——風力強到足以將氯氣從德國戰壕吹進盟軍的戰壕，但是不足以驅散氣體，哈伯向比利時伊珀（Ypres）戰壕中的盟軍釋放大約一百六十八公噸氯氣。一團噁心、「像一堵黃色矮牆」，聞起來像鳳梨加了胡椒的雲，緩緩飄向盟軍的戰壕。

起初，這團黃綠色的雲被盟軍認為是煙幕彈，以為德國步兵躲在後面，準備竄出來攻擊。氣體抵達戰壕時，所有人都毫無防備。因為氯氣比空氣重，於是會在自然流動的情況下沉入戰壕，士兵無預警地吸入這種氣體後，開始抱怨胸痛、喉嚨灼熱。這些襲擊後來被描述為：「像在旱地上溺死，顯著的症狀包括頭痛欲裂、口渴難耐（喝了水就會立刻死亡）、肺部疼痛如刀割、從胃和肺咳出綠色的泡沫，最終以麻痺和死亡告終。這是一種殘忍的致死方法。」大約有一萬名士兵受到毒氣的影響，其中近一半在氯氣進入戰壕後的十分鐘內死於窒息。

哈伯對自己發明的化學武器十分滿意，甚至洋洋得意地發展出所謂的哈伯法則（Haber's Rule）：一個描述氣體濃度、暴露時間和死亡率之間關係的數學模型。儘管傳統武器在第一次世界大戰中殺死的人數遠遠多於氯氣，但是這種新化學武器的出現，卻為戰爭的恐怖增添一個可怕的新面向。

氯為何有毒？

雖然現在不太可能會有人故意暴露在氯氣之中，但只要是曾在過度氯化的游泳池裡游泳的人，都知道它對皮膚和眼睛的刺激性有多大。

人類的眼睛、鼻子、嘴巴及肺部的組織上，都覆蓋著一層薄薄的液體，這層薄薄的物質對於保持器官的濕潤和正常運作至關重要。我們的眼淚有助於預防發炎、感染及疤痕形成。口腔中的唾液形成的膜也含有黏液和抗生素，可以在我們吞嚥時潤滑食物，還能殺死可能導致潰瘍與蛀牙的細菌。鼻子和呼吸道裡的這個薄薄液體層則特別黏稠，可以攔捕灰塵、病毒及細菌，避免它們進入肺部，引起感染。暴露於大量細菌和病毒時，這些防禦機制當然可能會不堪負荷，但在一般情況下，它們的功能都滿健全的。然而，正是這層以保護我們為目的的薄薄液體，會在氯氣溶解於其中時引發問題。

氯溶於水後，會形成兩種酸：次氯酸（hypochlorous acid）和氫氯酸（hydrochloric acid，即鹽酸）。我們的身體很熟悉氫氯酸，因為這也是在胃裡產生的酸，有助於殺死我們攝入的任何細菌，是分解食物的第一步。雖然胃會產生濃縮的氫氯酸，但也花費不少力氣來保護自己免受自己產生的酸侵害：胃壁上有著厚厚的黏液層，為胃酸和胃壁細胞提供物理屏障。

眼睛或肺部沒有這些內在的預防措施，因此氯和相關的酸類可以直接進入這些組織。溶解在覆蓋眼睛的液體薄膜中的氯會形成氯酸，引起眼部疼痛，甚至暫時失明。不過，眼睛也確實有一種保護機制，就是產生淚液，當眼睛受到刺激時，會開始流淚來沖刷刺激物。如果一個人的眼睛沒有長時間暴露在氯中，眼淚最終會沖走次氯酸和氫氯酸，讓眼睛與視力最終能恢復正常。

另一方面，肺部幾乎不受任何保護。吸入氯氣形成的酸，會對肺部組織造成嚴重的刺激和損傷。直接的影響是氣管收縮，藉此減少有害的氯進一步進入二氧化碳和氧氣進行交換的肺部深處。不幸的是，這麼做也限制了氧氣流動，導致呼吸非常困難，於是受害者會為了吸入空氣而用力喘氣，卻反而只會將更多的氯帶入肺部。

肺部組織受到刺激時，也會開始出現咳嗽反射。這通常是一件好事，因為咳嗽會強行從肺部排出空氣，有助於清除少量碎屑或細菌。但是在接觸氯的情況下，這種正常的咳嗽反應會超速運作，導致長期嚴重咳嗽，造成呼吸困難。隨著氣管和肺部的脆弱細胞開始死亡，隨之而來的發炎會迅速損害脆弱的肺部組織；許多在戰爭中倖存的士兵，都在呼吸困難裡度過餘生。吸入大量氯氣會對肺部造成非常嚴重的損害，導致來自肺部周圍血管的多餘液體慢慢積聚在體內，隨之而來的是窒息致死，受害者實際上就是溺斃在自己的體液中。

氯中毒沒有解毒劑，讓受害者遠離氯是最重要也是必須直接採取的步驟。在那之後，確保患者繼續呼吸是唯一能做的事。死亡可能會相對快速地發生，也可能緩慢得令人痛苦，取決於此人暴露的氯氣量和損害延續的程度。

拯救大眾的氯

雖然氯產生的次氯酸如果使用不當，會對人體造成嚴重損害，但它也是公共衛生的最大福音之一。

十九世紀的巴黎對動物腸子的需求量很大，是生產樂器的琴弦和槌金皮（製作金箔時鋪墊用的腸片）所需。這些腸子在「腸子工廠」裡製作，這些工廠除了非常臭之外，想想處理動物腸子會釋放的大量細菌，就知道這些地方有多麼危險。這個問題嚴重到法國國家工業促進協會（French Society for the Encouragement of National Industry）在一八二〇年公開懸賞，任何人只要能想出在不會腐爛的情況下處理動物腸子的方法，就能獲得獎勵。

獲得這個獎賞的是安托萬·日爾曼·拉巴拉克（Antoine Germain Labarraque），他發現把氯注入水中會產生一種溶液——次氯酸，可以防止腐爛的臭味，甚至從根本防止腐爛發生。拉巴拉克的溶液後來被用於廁所、下水道、屠宰場、解剖實驗室、監獄和太平間。拉巴拉克還建議醫師用氯化石灰洗手，並在發生傳染病時撒在病人的床上。不幸的是，他還建議醫師在看診前吸氯氣。

一八四七年，伊格納茲．塞麥爾維斯（Ignaz Semmelweis）醫師使用氯為奧地利醫師的手「除臭」。塞麥爾維斯注意到醫師「將腐爛的惡臭從解剖室帶到產房」，並指出在醫院由醫師接生的產婦死亡率，明顯高於由助產士接生的產婦，甚至高於在街上分娩的產婦。2 儘管塞麥爾維斯的觀點一開始受到嘲笑，但他使用拉巴拉克溶液的做法，是現代以洗手阻止疾病傳播的常規做法的濫觴。拉巴拉克的氯溶液現在用於世界各地，除了擦拭檯面和水槽外，也會用來清洗衣物，一般更常見的稱呼就是家用漂白劑。

漂白劑致死

美國大約有一五%的成年人罹患慢性腎臟病，若不及時治療，可能導致中風、心臟病發作，甚至死亡。對那些受影響的人來說，透析（洗腎）——本質上是一種人工腎臟，代替失能的腎臟淨化血液，是名副其實的救命稻草。透析業務的大廠之一是德維特（DaVita）公司，總部位於丹佛，公司名稱就是義大利文的「賦予生命」。對那些需要醫療護理的人而言，德維特自然是他們的生命線，然而在二〇〇八年初，一位護理師不僅染指這條生命線，還殘酷無情地加以利用，將原本應賦予生命的設備變成凶器。

金柏莉・克拉克・薩恩絲（Kimberly Clark Saenz）在一九七三年出生於德州的一個藍領家庭；她的父親在一家卡車運輸公司工作，母親在當地的沃爾瑪超市（Walmart）工作。在因肺炎住院後，薩恩絲決定以照顧他人作為未來的職業目標，就像她在醫院接受照顧那樣。她進入當地一所社區大學就讀，以護理師的身分畢業。

從一開始，薩恩絲就注定不會贏得任何月度最佳員工獎，她在短短兩年內就被兩家醫院、一家輔助生活中心、一間醫師辦公室和一所居家保健機構解雇。在位於休士頓東北方一百二十英里（約一百九十三公里）的勒夫肯（Lufkin）的伍德蘭高地醫療中心（Woodland Heights Medical Center）工作期間，工作人員和管理人員注意到有些管制藥物失去蹤影，調查結果最終指向薩恩絲：她的包包裡裝滿類鴉片麻醉劑德美羅（Demerol）止痛藥。薩恩絲不僅偷藥，還偽造自己的尿檢結果，藉此掩蓋她的吸毒行為。薩恩絲自然被要求辭去醫院的工作，德州護理委員會（Texas Board of Nursing）也開始對薩恩絲的行為進行調查。

由於委員會仍在調查薩恩絲，他們的審議就不會對潛在雇主公開，因此當她受雇於德維特透析診所時，無論是雇主和病人都不知道她背後的問題。雖然薩恩絲只獲得給藥的許可，但她經常必須擔任照顧患者的技術員，協助患者接上透析機，並在洗腎過程中照顧他們的需求。薩恩絲顯然覺得，只讓她幫助病人連接透析機根本是大材小用，她不僅向其他工作人員抱怨雇主給予的待遇不佳，還表達對照顧的某些病人心懷不滿。一位員工作證指出，薩恩絲特別不喜歡五位病人。巧合的是，這些患者在薩恩絲手下接受治療後都非死即傷。

腎臟會為身體做很多事，調節體內環境以維持身體健康。腎臟在控制血壓和製造促鈣三醇（calcitriol；維生素D_3）方面扮演重要角色，促鈣三醇是從飲食中吸收鈣所需的維生素D的活性形式。此外，腎臟還會產生紅血球生成素（erythropoietin, EPO）這種激素，觸發紅血球產生。腎臟每天大約會過濾全身的血液供應二十次，過濾血液能讓糖和胺基酸這些身體想要保留的東西，重新被吸收到血液裡；血液中需要去除的雜質則被送到膀胱，透過排尿排出體外。對腎衰竭患者來說，透析機基本上接管了腎臟的工作，患者大約每隔一天就要到透析中心進行血液過濾。

和大多數醫療機構一樣，位於德州勒夫肯的德維特透析中心看起來明亮乾淨，散發出一股淡淡的，但能輕易辨認的消毒水氣味。漂白劑是德維特中心主要使用的消毒劑和殺菌劑，工作人員每週都會在透析機中加入漂白劑溶液，運作一輪以消除任何可能潛伏其中的有害細菌，接著再用大量的水徹底沖洗機器，去除殘留的漂白劑。漂白劑也用於清除在地板上偶爾出現的血滴；每次患者完成治療，工作人員也會用漂白劑溶液擦拭椅子、機器及周圍區域。

透析需要的時間不短，大多數患者每隔一天就要花費三到四個小時進行治療。而德維特透析中心要求工作人員在治療期間，每三十分鐘檢查一次患者的生命跡象。

克拉拉・史蘭琪（Clara Strange）預定在二〇〇八年四月一日週二於勒夫肯德維特透析中心進行透析，上午十一點三十四分，她接上透析機，開始清潔她的血液。從午前到過午沒多久的這段時間裡，史蘭琪似乎都沒有什麼問題。負責照顧她的技術員結束預定的三十分鐘休息時間回來時，驚恐地發現史蘭琪癱坐在椅子上，沒有任何反應，也沒有脈搏。技術員大聲呼救，急救推車迅速來到史蘭琪身邊，護理師和醫師團團包圍，不過，儘管他們想盡辦法急救，她最終還是死於心跳停止，連透析機也沒拆下。

塞爾瑪・梅特卡芙（Thelma Metcalf）預約透析的時間和史蘭琪相同，兩人共用同一個透析室。她抵達時心情很好，很健談，在中心見到朋友們也很開心。下午三點零五分，就在史蘭琪宣告不治後幾分鐘，醫護人員也發現梅特卡芙失去反應，沒有心跳。試圖搶救史蘭琪的急救設備就近在咫尺，因為沒有人來得及收拾。醫療團隊一邊試圖讓梅特卡芙的心臟再次跳動時，一邊重複要求薩恩絲協助梅特卡芙呼吸，但她顯得很疏離，一點也不用心。救護技術員趕到後，連忙將梅特卡芙送醫。在救護車上，梅特卡芙被注射三輪腎上腺素，試圖讓她的心臟重新開始跳動，卻為時已晚，她在抵達醫院時便因心跳停止而死亡。

患者在透析期間心跳停止的機率是十萬分之七，在幾分鐘內偶然發生在兩名患者身上的機率低於十億分之一，中樂透的機率還更高——三億分之一。

德州政府和德維特總公司辦公室的監察人員前來調查，他們注意到這裡缺乏適當的人員訓練、紀錄保存不善，以及消毒流程不一致，但是沒有人認為這裡有違規行為。

四月十六日，五十九歲的加林．凱立（Garlin Kelley）到這裡進行透析。凱立是早到的人，並在清晨五點三十六分連上透析機，情況很好。兩小時後，凱立的狀況仍然不錯。早上七點三十五分，凱立的護理師莎朗．迪爾蒙（Sharon Dearmon）背對著凱立在照顧另一位病人，此時凱立的透析機上警報突然響起，發出警告。迪爾蒙轉身，看到薩恩絲瘋狂地試圖清除警報，衝過去看發生了什麼事，發現凱立癱坐在椅子上，沒有反應。迪爾蒙大聲呼救，關閉凱立的透析管後，開始進行心肺復甦術。

回應迪爾蒙求助電話的人之一，是護理師雪倫．史蜜斯（Sharon Smith）。在後來接受詢問時，史蜜斯想起透析機的迴路管裡有一些奇怪的東西，看起來像是不尋常的血塊，但呈現纖維狀，如同頭髮一樣。「我以前從未看過那東西，之後也沒有再看過。」史蜜斯這麼說。迪爾蒙也記得那個看起來很奇怪的褐色凝塊。仍然昏迷不醒的凱立被送往醫院，四個月後過世，再也沒有醒來。

勒夫肯德維特透析中心先前曾制定一項政策，要求收集並儲存在透析期間出現心臟併發症的患者使用的所有靜脈輸液管和注射器。但整體而言，直到梅特卡芙和史蘭琪去世後，工作人員才開始遵守這項政策。四月十六日這天，工作人員嚴格遵守這項政策，凱立使用的迴路管仍然連接著注射器，一併被裝進袋子後放入冰箱。後續的鑑識將揭露漂白劑的存在不容置疑。

二〇〇八年四月二十八日，瑪法．蘿恩（Marva Rhone）進入透析診所，在凌晨五點五十二分接上透析機，準備進行接下來幾個小時的治療。到了八點十五分，情況迅速惡化。蘿恩的血壓下降，似乎很不舒服地在椅子上蠕動，接著突然開始嘔吐。蘿恩試圖說話，但聲音很虛弱，說話也變得含糊不清。值得注意的是，診所工作人員成功讓蘿恩的狀況恢復穩定。隨後在醫院進行的血液檢查顯示，她體內的鉀和一種叫做乳酸脫氫酶（Lactate Dehydrogenase, LDH）的濃度都很高。綜合考量這些症狀，顯示她體內的細胞受到嚴重損害。

儘管史蘭琪、梅特卡芙及凱立在接受透析時，突然惡化的原因尚未釐清，但蘿恩病情惡化的原因已經被注意到。

另一位計劃在四月二十八日接受透析的患者，是六十二歲的羅蓮．漢彌爾頓（Lurlene Hamilton），她是一位有八年透析治療經驗的老手。漢彌爾頓是三年來一直在勒夫肯中心接受透析治療的固定門診患者，對日常的例行公事相當熟悉，在接受透析時，她觀察到護理師薩恩絲走近蘿恩的透析機。這個行動本身並不罕見，但薩恩絲走到蘿恩旁的方式卻值得注意：薩恩絲似乎在環顧四周，注意是否有人在看她。

接下來發生的事完全出乎漢彌爾頓的意料，她看著薩恩絲將漂白劑倒入地板上的水桶裡。她毫不懷疑這是漂白劑，因為明顯刺鼻的煙霧飄散在房間裡，還傳到她的透析間。她驚恐地看著薩恩絲冷靜地在注射器中裝滿漂白劑，然後注射到蘿恩的透析管裡。

漢彌爾頓並非唯一一個目睹這個可怕場景的人，旁邊的另一位透析患者琳達．霍爾（Linda Hall），也看到薩恩絲在注射器中裝滿漂白劑，然後冷靜地注射到蘿恩的透析管裡。霍爾簡直不敢相信她的眼睛，居然親眼目睹護理師將漂白劑注射到病人的靜脈輸液管？更可怕的是，薩恩絲還是被指派要照顧**她**的護理師！漢彌爾頓和霍爾瘋狂揮手，想引起另一位技術員的注意，拜託對方不要讓薩恩絲觸碰她們。面對兩個驚恐的病人，技術員不知道接下來該怎麼做。

不做他想的步驟就是向上級報告，而那個上級是護理師暨臨床協調員艾咪．克琳頓（Amy Clinton）。當克琳頓獲知這兩位病人目擊的畫面時，感到難以置信，她與薩恩絲對質，薩恩絲否認給任何人服藥，或是將漂白劑注射到靜脈輸液管中。在要求薩恩絲回家後，克琳頓檢查薩恩絲當天使用的水桶和注射器：它們的漂白劑測試結果都呈陽性。[3]

四月二十九日，薩恩絲被德維特勒夫肯透析中心解雇，中心本身也關閉兩個月。德維特發表聲明：「我們認為，導致我們自願關閉勒夫肯透析中心的事件是個人犯罪行為導致的結果，此人已經遭到解雇，不再是本中心的工作人員。」二〇〇八年五月三十日，勒夫肯警方逮捕薩恩絲。對薩恩絲的家用電腦的鑑識調查顯示，她使用雅虎（Yahoo）搜尋「漂白劑中毒」，網路連結將她導向一篇關於氯中毒的文章；此外，也發現她在更早搜尋「透析期間給予漂白劑」和「透析管中能否檢測到漂白劑」的紀錄。

事實上，在薩恩絲照顧的已故患者使用的所有注射器和透析管裡都檢測到漂白劑。薩恩絲被指控犯下五項重傷害罪，受害人為五位獨立個體——蘿恩、卡蘿琳・莉辛格（Carolyn Risinger）、黛博拉・奧茲（Debra Oates）、格雷西拉・卡斯塔涅達（Graciela Castañeda）及瑪麗・布萊德利（Marie Bradley）。在每起案件裡，薩恩絲都被指控將漂白劑導入受害者的血液中。在第六項罪名裡，薩恩絲被控謀殺史蘭琪、梅特卡芙、凱立、科拉・布萊恩（Cora Bryant）及奧帕爾・菲爾（Opal Few），被求處死刑，手法一樣是將漂白劑注射到他們的血液裡。

薩恩絲的審判持續十七天，期間有四十九位證人提供證詞，檢方提出近四百項證物。凱立是少數存活時間夠久的兩位受害者之一，還有時間被送往醫院接受治療。送醫讓凱立的血液能接受三—氯酪胺酸（3-chlorotyrosine）的測試，這是一種只有在漂白劑與酪胺酸（tyrosine）作用時會產生的化學物質，酪胺酸是一種存在體內大多數蛋白質中的胺基酸，血液蛋白質血紅素裡也有。[4]而氯酪胺酸測試的結果為陽性。

一位專家作證表示，這些物質的濃度都是他前所未見的高，比一般接受透析的人體內的預期濃度高出三百到四百倍。疾病管制中心（Centers for Disease Control）的一位醫師暨毒理學家得出結論，注射器和靜脈輸液管裡的漂白劑罪證確鑿，受害者是直接死於漂白劑注射。當被問到能否說出受害者血液中含有多少漂白劑時，他的答案是無法測量，因為漂白劑轉化為次氯酸的反應速度太快，接著便會損害受害者的器官和組織。

陪審團最終裁定，薩恩絲三項重傷害罪名與五項謀殺罪名成立。她的每項重傷害罪遭判二十三年徒刑，謀殺罪則判處終身監禁，不得假釋。

靜脈內的漂白劑

我們已經看過，氯氣溶解在人體薄薄的液體層並形成次氯酸時，絕對會造成毒性，但是如果將同一種酸以漂白劑形式直接注射到血液呢？

被注射到血液的漂白劑會遇到紅血球。一品脫（約四百七十三毫升）血液裡大約有二兆五千萬個紅血球。任何傷害紅血球細胞的東西，都會嚴重影響血液和身體的其他部位。漂白劑會抹除紅血球周圍的保護膜，這個過程稱為溶血（hemolysis，字面上的意思是「紅血球破裂」）；細胞裡的蛋白質會被釋放到血液中，遇到更多的漂白劑，接著蛋白質會解體，分解後的蛋白質鏈會交織成長鏈，就像千上組聖誕燈串交纏在一起。血紅素中的鐵也是血液呈現紅色的原因，當鐵暴露在紅血球之外，長鏈便會呈現褐色、生鏽的色調。這些纏結的固體血液蛋白聚合體會阻塞小動脈和靜脈，甚至可能阻塞為心臟供血的動脈，導致心臟病發作。護理師史蜜斯口中那個她在凱立的透析管中發現的奇怪物質，很有可能就是這種凝塊。

漂白劑還會在血液裡引起危險的化學反應，漂白劑遇到血液蛋白會形成化學甲醛，是浸泡並保存屍體供醫學院解剖用的化學物質。甲醛很容易進入細胞，導致細胞中的所有蛋白質相互連接，形成堅硬的網狀，立即殺死細胞。

隨著這一切在血液中發生，循環系統會迅速將注射到體內的漂白劑帶到心臟。由於紅血球是體內鉀的主要儲存庫，因此當紅血球大量遭受破壞時，便會迅速增加血液中的鉀。在前面已經看到，血鉀濃度過高會對心臟產生災難性影響。

致命檸檬水

生物鹼的苦味可以掩蓋、氰化物的淡淡杏仁香味可能不是所有人都能察覺到，而砷真的沒有味道，但漂白劑的氯味卻讓人無法忽視，所以很少有人會在不知不覺中喝下漂白劑。然而，這並未阻止不那麼聰明的罪犯在企圖下毒時使用漂白劑。

二〇一〇年七月，時年十九歲，居住在密蘇里州喀拉瑟斯維（Caruthersville）的拉倫佐・摩根（Larenzo Morgan）生女友的氣，根據他扭曲的邏輯，認為報復女友的最佳方法是毒死她和她年幼的孩子。他將漂白劑倒入冰箱的一罐檸檬水裡，並在製冰盒裡裝滿水和漂白劑。女友在戶外玩耍的兩個孩子進屋後，各自倒了一杯檸檬水喝。但是才喝一小口，兩人就馬上吐出這令人作嘔的飲料。

顯然這瓶檸檬水被刻意加料，但是兩個孩子並沒有喝下太多，去急診室或報警似乎沒有什麼意義。事實上，如果住在這間房屋的另一個孩子的父親沒有決定追究摩根的行為，整起事件可能根本不會被通報。之後警方介入此事，摩根也承認試圖毒害兒童，並依一級危害兒童福利罪被起訴且罪名成立。

含氯漂白劑再次顯示化學物質的特性：如果使用得宜，氯能對預防死亡和疾病做出極大貢獻；若是使用不當，這就是會致死的物質。儘管在雜貨店貨架上就可以找到漂白劑，但它的毒性依舊不容小覷，使用時還是需要格外當心。

後記

死亡花園

菸草、咖啡、酒精、大麻、普魯士酸、番木鱉鹼的淡化效果都有限；最可靠的毒藥是時間。

——勞夫・瓦多・愛默生（Ralph Waldo Emerson），〈遲暮之年〉（Old Age），《大西洋月刊》（*Atlantic Monthly*），一八六二年一月

阿尼克城堡（Alnwick Castle）坐落在英格蘭東北部連綿起伏的諾森伯蘭（Northumberland）丘陵之間，是數部《哈利波特》（*Harry Potter*）電影拍攝的背景，具有一種不尋常的吸引力，即使出現在哈利的霍格華茲學院也毫不違和。在修剪整齊、精心布置的花園與多層次的噴泉景觀之間，有一座被高牆包圍的花園，入口有華麗的厚重鐵門戒備，門上方的警告標語寫著：「內有致命植物。」在工作人員的陪同下，參觀花園的訪客不可以嗅聞、觸摸或品嘗園內的任何植物，以免成為這些致命綠色植物的受害者。這座花園目前擁有一百多種不同種類的致命植物，包括大麻和可提煉古柯鹼的植物，是現任公爵夫人為了宣導毒品危害的教育措施的一環。本書中描述的許多植物，包括顛茄、曼陀羅（brugmansia，與詹姆士雜草相關的植物）、烏頭及蓖麻，都在這座死亡花園裡有著一席之地。

在古代，甚至直到十八世紀初，用毒藥謀殺相當容易逍遙法外。許多和毒物相關的症狀，都與流行的傳染病非常相似，尤其是那些會引起胃腸道不適症狀的毒物就更難被發現了。在這種情況下，謀殺往往被歸類於自然死亡。即使死亡事件令人起疑，也沒有方法能檢測毒藥，證明死因是蓄意謀殺。

檢測毒物的科學方法，直到十八世紀才出現長足的進展。但是就算可以在試管裡發現毒物，在屍體中鑑定出相同化合物的難度又更上一層樓，不一定能夠輕鬆克服。然而時至今日，檢警不僅可以確定受害者體內是否存在毒物，還能判定毒物的濃度。雖然用毒謀殺的案件比以前來得少，但是本書的內容顯示這仍會發生，只不過現在要神不知鬼不覺的下毒幾乎是不可能的。儘管在植物裡發現的這些化學物質具有毒性，甚至會致命，但化學物質本身的性質並沒有好壞之分，是使用方式讓它們對人有益或致命。有意思的是，關於人體運作原理的大部分現代知識，在相當程度上是經由毒物獲得的。例如，毛地黃和相關化學物質的使用，讓人類更了解心臟中的電訊號，為開發出更好、更具針對性的藥物，治療心律不整和心跳停止帶來莫大的幫助。

將阿托品和尼古丁（與在香菸裡發現的有毒化學物質相同）等相關毒性化合物，應用於人體組織，讓人類能充分了解神經訊號傳導的運作原理。別忘了，阿托品中毒的症狀之一是嚴重的口乾舌燥，而我們現在知道，這是因為阿托品除了會干擾控制唾液分泌的訊號外，也會干擾控制釋放液體到氣管，以保持濕潤和正常運作的訊號。失去意識或正在接受手術的患者，特別是必須插管時，會有過多唾液從口腔後方進入肺部的風險，而肺部液體過多，不僅會造成呼吸困難，還會導致肺炎等感染。因此醫師會對插管患者使用阿托品，讓唾液乾燥，防止發生危及生命的肺部感染。

了解一種致命物質如何進入細胞，通常可以提供其他物質如何進入細胞的線索。例如，蓖蓖麻毒素透過稱為內攝作用（endocytosis）的過程進入細胞，而腸道中的病毒（如輪狀病毒）與感染氣管的病毒（包括冠狀病毒），也是以相同的過程進入細胞。使用蓖麻毒素等毒物來弄清楚化學物質如何進入細胞，不只是了解如何在一開始就擋下毒素或病毒的第一步，還可以提高藥物的攝取效率，讓患者用更少的藥物就能獲得相同的益處。

有用的毒物不僅限於植物中的化學物質。鉀會導致心跳突然停止，但研究鉀如何影響細胞間的電流，對於確定胰腺如何釋放胰島素也至關重要；數以百萬計的第二型糖尿病患者服用稱為磺醯脲類（sulfonylureas）的藥物，透過改變鉀離開細胞的方式，幫助他們釋放更多胰島素到血液裡，而這些藥物的誕生則是源自將高濃度的鉀應用於胰腺細胞的研究。整體而言，毒物在科學研究裡的使用可能比大多數人想到的更廣泛。如果沒有毒物，我們對人體運作的理解將會受到極大的阻礙。

雖然有一些科學家致力於檢測毒物，但確實也有很多人為了一己之私，決心利用自己的技能製造出新的毒物。然而，這些毒物的奇異特性往往就是辨識它們，並找出使用它們的凶手的關鍵。無論如何，這些毒物並非天生就帶著惡意誕生，它們只是化學物質。有這麼多的科學家和醫療照護人員不是利用自己的知識來幫助他人，而是傷害別人，儘管令人心寒，但我們依舊必須再三強調，這些惡行完全不該歸咎於毒物，而是使用者必須負起全責。

附錄：挑選你的最佳毒物

作者注：以下資訊僅用於教育目的，無意提供使用任何特定毒物進行謀殺的利弊分析。

注意：一茶匙約為五千毫克。

【烏頭】

中毒途徑：攝食。

致死劑量：約二毫克。

標靶：改變神經系統沿線的訊號傳導。

症狀：噁心、嘔吐、腹瀉、燒灼感、刺痛感、口腔和臉部麻痺，並擴散到四肢；出汗、頭暈、呼吸窘迫、譫妄、肺部和心臟麻痺。

解毒劑：無專一性藥物；可使用心臟藥物來抵銷作用。

【砷】

中毒途徑：攝食。

致死劑量：四十到一百毫克。

標靶：基本上是存在於所有身體細胞中的每一種含硫酶；停止製造能量和修復細胞。

症狀：劇烈嘔吐與腹瀉、腹痛、肌肉痙攣、吞嚥困難、嚴重口渴、口咽疼痛伴隨吞嚥困難、脈搏微弱、腎衰竭、昏迷；十二到三十六小時內死亡。

解毒劑：二硫丙醇（dimercaprol）；又稱英國路易士毒氣解毒劑（British anti-Lewisite），可與砷緊密結合，使其失去活性；也可用於治療汞、金和鉛引起的急性中毒。

【阿托品】

中毒途徑：通常是攝食。

致死劑量：超過五十毫克。

標靶：神經毒素，透過阻斷乙醯膽鹼受體阻斷正常的突觸傳遞。

症狀：極度口乾、言語不清、幻覺、視力模糊、對光敏感、譫妄、尿滯留、心率加快、呼吸麻痺。

解毒劑：無專一性藥物，但毒扁豆鹼（physostigmine）可能有助抵銷某些作用。

【氯】

中毒途徑：注射和吸入。

致死劑量：空氣中的氯氣為百萬分之三十四到五十一；口服劑量二十公克；靜脈注射劑量二公克。

標靶：血液細胞、肌肉；氣管、鼻子、眼睛的脆弱組織。

症狀：注射導致血液細胞分解，引起貧血，輸送到腎臟和大腦的氧氣減少；血液蛋白質氧化受損；吸入會導致喉嚨、氣管和肺部的化學灼傷，導致呼吸窘迫；液體聚集在肺部周圍，呼吸困難。

解毒劑：無。

【氰化物】

中毒途徑：吸入和攝食。
致死劑量：約五百毫克。
標靶：標靶器官為粒線體，切斷能量的產生。
症狀：抽搐、低血壓、低心率、昏迷、肺部損傷、呼吸衰竭、心跳停止。
解毒劑：鈷鹽（cobalt salt），如乙二胺四乙酸二鈷（dicobalt edetate）或維生素B_{12}。
注意：人類已知效果最快的毒藥之一。

【毛地黃】

中毒途徑：攝食或注射。
致死劑量：幾毫克。
標靶：導致心臟電訊號阻塞。
症狀：頭暈、意識模糊、幻覺、腹部疼痛、肌肉疼痛、虛弱、噁心、視力改變、心律不整、心悸、呼吸困難、心跳停止。
解毒劑：阿托品或Digibind（清除過量毛地黃的抗體）。

【胰島素】

中毒途徑：僅有注射。
致死劑量：四百到六百單位，相當於十三到三十一毫克。
標靶：肝臟、肌肉、脂肪胰島素受體，引起血糖急劇下降。
症狀：出汗、嘔吐、虛弱、易怒、意識模糊、昏迷。
解毒劑：靜脈注射葡萄糖。

【釙—二一〇】

中毒途徑：攝食。
致死劑量：約〇・〇〇〇五毫克。
標靶：每個細胞核中的DNA。
症狀：劇烈頭痛、腹瀉、嘔吐、脫髮、內臟器官廣泛受損；數天至數週內死亡。
解毒劑：無。
注意：致命性約為氰化物的一百萬倍。

【鉀】

中毒途徑：攝食或注射。

致死劑量：注射二千毫克；口服鉀毒性較小，需要約四十萬毫克。

標靶：所有細胞，但心臟細胞特別脆弱。

症狀：噁心、嘔吐、嗜睡、麻木、胸痛、呼吸困難、心律不整、心跳停止。

解毒劑：無，但治療包括透析和利尿劑，協助腎臟排泄多餘的鉀。

【蓖麻毒素】

中毒途徑：注射、吸入或攝食。

致死劑量：約一．五毫克。

標靶：每個細胞中的蛋白質合成機制。

症狀：注射導致發燒、噁心、出血、廣泛的組織損傷和器官衰竭；吸入症狀在暴露後四到八小時出現，氣管與肺部發炎和出血；發燒、咳嗽、胸悶，導致虛弱和積液，最後呼吸衰竭；攝食可引起噁心、嘔吐、出血性腹瀉、腸道出血和休克；三到五天內死亡。

解毒劑：無。

注意：人類已知毒性最強的物質之一。

【番木鱉鹼】

中毒途徑：注射、攝食，或透過眼睛和嘴巴吸收。

致死劑量：一百到一百四十毫克，或〇．〇二茶匙。

標靶：神經毒素，標靶器官為甘胺酸受體。

症狀：劇烈抽搐、窒息、體溫過高（由肌肉收縮引起）、強直性痙攣（tetanic spasm）導致角弓反張（參見第九四至九六頁）；如果受害者在最初的影響中倖存下來，肌肉分解會導致腎臟損傷，以及永久性神經損傷。

解毒劑：無專一性藥物。

注意：最痛苦的死亡方式之一；受害者在接觸後的三到四小時會死於疲憊與窒息。

致謝

非常誠摯地感謝我的妻子和女兒，在我撰寫本書的過程中持續提供支持與鼓勵。妳們一直是我的快樂和幸福的泉源。希望我的妻子終於會相信她在家裡發現那些關於毒物的潦草筆記，真的是我寫這本書要用的！也要感謝我的父母畢生對我的支持，特別是即使他們不太清楚生物化學究竟是什麼，依舊支持我在大學和研究所攻讀生物化學。

如果沒有我在戴斯特、高登瑞奇與柏瑞特（Dystel, Goderich & Bourret）文學經紀公司的經紀人潔西卡・派萍（Jessica Papin）支持，本書只會是個白日夢，永遠不會成真。我非常感激派萍從一開始就充滿熱情地接受我的提案，沒有她，本書不可能完成。（多虧派萍的指導，我對現在動名詞的使用已經節制許多。）我還想感謝在聖馬丁出版社（St. Martin's Press）的兩位出色編輯莎拉・葛蕊兒（Sarah Grill）和查爾斯・史派瑟（Charles Spicer），他們知道本書應該如何呈現，並且提供協助，將本書塑造成為現在的模樣。儘管葛蕊兒認為她在反覆閱讀原稿時，從我這裡學到很多，但是實際上我從她那裡學到更多：她的編輯大幅提升我的寫作技巧，幫助我保持在正軌上，避免陷入過多的科學瑣事。

我想感謝的朋友和同事，還包括羅伯特·布瑞基（Robert Bridges）博士、海克特·羅格多－福羅斯（Hector Rasgado-Flores）博士、派特·邁克庫麥克（Pat McCormack）博士及柏妮·布萊瑟－約斯特（Bonnie Blazer-Yost），感謝他們投入時間審閱書中的科學內容。我謝謝他們的盡心盡力，但若本書中出現任何科學相關的錯誤或遺漏，一定完全都是我的責任。也要感謝在蘇格蘭聖安德魯斯大學（University of St. Andrews）的生物化學教授們啟發我對毒物的興趣，儘管我確信那不是課程的本意。我非常肯定我們在大學時做的許多實驗，包括那些用到氰化物的實驗，現在可能都已經不會再獲得許可了。最後，想感謝所有在我多年教學生涯中選修課程的學生，你們一向熱情地接受我使用謀殺案例來說明生理學的課程內容，我很感激自己能有機會在你們的探索之旅中提供一些協助。如果遺漏了對任何人的感謝之意，我要在此道歉，但仍然對你感激不盡——只是有點尷尬。

Chapter 11　氯和勒夫肯的殺手護理師

1 哈伯原本希望在戰壕中殺死盟軍能讓敵方士氣低落，縮短戰爭的時間，但他的希望完全落空，因為戰爭又持續了三年半。

2 Ignaz Semmelweis, *The Etiology, Concept, and Prophylaxis of Childbed Fever* (1861). Translated and edited by K. Codell Carter. Madison: University of Wisconsin Press, 1983.

3 漂白劑，或者更具體地說是漂白劑中的氯，很容易用可引起顏色變化的化學反應來檢測。N,N—二乙基對苯二胺（N,N-Diethyl-p-phenylenediamine; DPD）試劑在和氯反應前是無色的；反應後的顏色越濃，代表氯含量越高。DPN 可以製作成滴劑，或將紙浸漬在其中以製作試紙。

4 白血球細胞遇到細菌時，可以使用自己製造的漂白劑殺死它們。當這種情況發生時，白血球漂白劑中的氯會附著在酪胺酸上，酪胺酸是構成蛋白質的 20 種胺基酸之一。氯酪胺酸的存在可用於監測身體對感染的反應，因為少量的氯酪胺酸是可以測量出來的。在薩恩絲的案子裡，在受害者體內檢測到的氯酪胺酸濃度比身體感染時的濃度還高數百倍。

孩子的血鉀濃度是正常濃度的三倍。儘管同行嚴厲批評戴維絲的建議沒有任何科學根據，但她在 1960 年代仍深受許多父母的喜愛。

Chapter 9　釙和薩夏來者不拒的腸子

1 1970 年，蘇聯將月面車一號（Lunokhod I）送到月球表面（目前還沒有人找回它），就是用釙—210 的放射性衰變為它的電子元件保溫。

2 1960 年，美國飛行員法蘭西斯・加里・鮑爾斯（Francis Gary Powers）在駕駛中英情報局間諜飛機拍攝馬亞克設施時遭擊落。

3 記者會於 1998 年 11 月 17 日在莫斯科舉行。

4 利特維年科遇刺時，美國大使館就位於格羅斯維諾廣場 24 號的倫敦大法官大樓內，之後在 2018 年 1 月搬遷到泰晤士河南岸巴特錫（Battersea）九榆樹區的新址，這棟建築由建築師基蘭・汀布萊克（Kieran Timberlake）設計，看起來像一個晶體立方體。雷根總統的雕像仍留在格羅斯維諾廣場。

5 https://assets.publishing.service.gov.uk/government/uploads/system/uploads/attachmentdata/file/493860/The-Litvinenko-Inquiry-H-C-695-web.pdf.

Chapter 10　砷和安卓埃先生的可可

1 太陽王路易 14（Louis XIV）的宮廷被一起「下毒事件」震撼了，關於愛情靈藥、巫術及謀殺的淫穢故事讓整個歐洲深深著迷。這個傳奇的核心是凱薩琳・德沙耶斯・蒙瓦森（Catherine Deshayes Monvoisin），她被稱為女巫勒瓦森（La Voisin）。她在丈夫破產時，靠著幫人墮胎和供應數量與愛情靈藥不相上下的致命毒藥發了大財。國王的情婦蒙特斯龐侯爵夫人（Madame de Montespan）也向勒瓦森求助，她想用勒瓦森的春藥重新贏回國王的心。勒瓦森最終因施行巫術被捕，並遭到處決。

2 這項法案在 1851 年通過，嚴格限制砷的購買，但是對砷的販售卻沒有限制；法律直到 1868 年才對藥劑師做出定義。隨著合法藥局的出現，所有藥劑師都必須保留一份書面登記簿，記錄有誰購買了砷。違反這項法案或提供虛假資訊，最高可罰款 20 英鎊，相當於現在的 3,000 英鎊或 4,000 美元。

3 史泰利亞辯護在 1857 年的史密司案和 1889 年的弗洛倫斯・梅布里克（Florence Maybrick）案中，各有不同程度的成功。

把這種胡說八道當真，決定以陽光和空氣為食。不出所料，她沒有獲得幸福結局，之後被發現死在瑞士沃爾夫哈爾登（Wolfhalden）鎮的家中。

4 1890 年代，有一位大膽或是魯莽的醫生為了確定氰化物對人體的影響，決定親自服用小劑量的氰化鉀。醫學期刊描述他喘氣哀鳴，說自己「快要窒息了」。儘管這位醫生確實在自己造成的慘況中倖存，但是此後也沒有人重複他的實驗，證明這應該是常識。

5 摘自費蘭特撥打 911 通話內容的法庭紀錄：

911：亞利加尼郡緊急報案中心。緊急情況的發生地址在哪裡？

費蘭特：喂。拜託，拜託，拜託快來。我在利頓大道 219 號。我想我的妻子中風了。

911：她能說話嗎？

費蘭特：不，她一句話也沒說。現在，現在她就像癲癇發作一樣（哀叫）。她的眼睛還睜著。她在看，她剛剛閉上眼睛了。（哀叫）噢，天啊！幫幫我。天啊！幫幫我。

911：好的，我剛剛說過，我會派醫護人員去幫忙。好的。我正在確保有人出發過去你那裡。不要給她吃或喝東西，懂嗎，鮑伯？

費蘭特：噢，天啊！幫幫我。

911：好的，鮑伯，好，不要讓她吃東西或喝東西，也不要讓她吸東西，這樣醫生會很麻煩的，懂嗎？你只要讓她以舒服的姿勢休息，等待救援人員到來。

費蘭特：她，她，她的親友都在沙迪賽德，也許最好把她送去那裡。

911：好，醫護人員到達時，你再告訴他們想送她去沙迪賽德，好嗎？

費蘭特：我，我，我會的。

Chapter 8 鉀和夢魇護理師

1 鹽的替代品是 60%的氯化鉀和 40%的氯化鈉。

2 根據丹恩．凱波（Dan Koeppel）在 2008 年出版的《香蕉密碼：改變世界的水果》（*Banana*），美國人每年吃的香蕉比蘋果與柳丁的總和還多。香蕉實際上不是一種水果，而是一種漿果；香蕉樹其實不是樹，它是一種大型草本植物。（Dan Koeppel, *Banana: The Fate of the Fruit that Changed the World*. New York: Plume, 2008, xi.）

3 營養學家安德爾．戴維絲（Adelle Davis）在 1951 年出版的《孕婦與嬰兒營養盛典》（*Let's Have Healthy Children*）一書中認為，嬰兒腸絞痛可以用氯化鉀來緩解。一位母親將這個建議銘記在心，將 3,000 毫克氯化鉀與母乳混合後，餵給她兩個月大的嬰兒喝。隔天早上，她以同樣的方式餵食孩子 1,500 毫克的氯化鉀。幾個小時後，嬰兒變得精神渙散，臉色發青，最後停止呼吸。孩子被緊急送醫，但還是在兩天後死亡。這個

Chapter 6　毛地黃和死亡天使

1 毛地黃屬植物在古英語中首次出現時就是「毛地黃」，因此這個名字不可能隨著時間過去而被改變或誤用。事實上，關於毛地黃毒的最早歷史參考資料之一是，1120 年左右在英國伯里的聖埃德蒙茲（St. Edmunds）發現的《阿普埃植物標本圖鑑》（*Herbarium Apulueii Platonica*）手稿副本，「毛地黃」這個詞彙在一千年前就已經出現。

2 毒物管制中心主任馬庫斯博士和醫療主任威廉・科斯（William Cors）博士的通話紀錄：

馬庫斯：這件事要交給警方。

科斯：我們正在努力解決這件事，你知道的，不要讓整個機構陷入混亂，我們的責任應該是保護患者免受進一步傷害，你懂吧！我們一直在努力調查這個問題，我們要獲得更多資訊，不要急著做判斷。

「死亡天使」（Angel of Death），《六十分鐘》（*60 Minutes*），哥倫比亞廣播公司（Columbia Broadcasting System, CBS），2013 年 4 月 28 日。

Chapter 7　氰化物和來自匹茲堡的教授

1 迪佩爾在弗蘭肯斯坦城堡（Castle Frankenstein，這裡在日後成為雪萊最知名小說《科學怪人》的場景）出生長大，在哥廷根大學（University of Göttingen）學習神學和煉金術。就學期間，一位教授對他的描述是「他的大腦似乎被實驗室的熱量加熱到高度發酵。」

2 1860 年，克里斯提森教授（參見第四章）收到一封來自蘇格蘭利斯（Leith）市捕鯨船船長的信。船長詢問將氫氰酸膠囊放在魚叉上，能否有效導致鯨魚死亡。克里斯提森回答，這樣肯定有效，並進行一些「成功」的試驗。不過，一旦船員看到氰化物能對像鯨魚這麼大的東西造成這樣的影響，想當然會拒絕切割，甚至觸摸這個巨大的身體。捕鯨在當時是一項重要產業，捕鯨船會從蘇格蘭東岸的許多港口出航，取得鯨油供油燈使用。克里斯提森也是一位研究化學家，他對煤油的性質做了一些開創性研究，最終導致鯨油淡出市場。

3 人類可以直接從太陽獲得能量的想法，一直受到食氣論（breatharianism，又稱為辟穀）的偽科學宣揚。2010 年，在一部關於一位印度大師的澳洲紀錄片中，大師聲稱自己七十年來一直靠陽光生活，完全沒有進食或喝水。不幸的是有一位 50 歲的瑞士婦女居然於克里姆作惡多端，人盡皆知，杜莎夫人蠟像館在他被絞死後，便立刻支付二百英鎊購買他的衣服和個人物品，放在他的蠟像上。

5 摘自克蘿芙的房東太太在克里姆於老貝利法院受審期間提供的證詞筆錄。

6 Agatha Christie, *The Mysterious Affair at Styles*. London: The Bodley Head, 1921.

Chapter 4　烏頭和辛格太太的咖哩

1 貝德布魯克校長在蘭森受審時作證，提及蘭森對波西服用藥丸的說法。倫敦市和南華克郡（Burrough of Southwark）的法醫將這些內容記錄下來，隨後報告他的意見，F. J. Waldo, in "Notes on Some Remarkable British Cases of Criminal Poisoning," *Medical Brief* 32 (1904): 936–940.

2 "The Case of Poisoning at Wimbledon," *Pharmaceutical Journal and Transactions* 12 (1881–1882): 777–780.

3 庭審紀錄收錄於 *Trial of John Hendrickson Jr. for the Murder of His Wife Maria by Poisoning*. Albany, NY: Weed Parsons and Co. Printers, 1853.

4 所謂的巫婆藥膏成分是溶解在油脂中的烏頭，擦在身體後，由皮膚慢慢吸收烏頭，會產生四肢飄浮及脫離地面的感覺，很可能是女巫被認為具有飛行能力的依據。

5 主治醫師將筆記寫成病例報告以供發表。（K. Bonnici, et al., "Flowers of Evil," *The Lancet* 376, no. 9752 [2010]: 1616.）

Chapter 5　蓖麻毒素和喬治的滑鐵盧日落

1 事實上，後來仔細檢視X光片，確實看到馬可夫的腿上卡著一個很小的顆粒，但因為那個顆粒實在太小，放射科醫生認為是X光片本身的瑕疵。

2 弗拉基米爾・科斯托夫（Vladimir Kostov）也從保加利亞叛逃，並在巴黎的自由歐洲電臺工作。1978 年 8 月 27 日，科斯托夫在凱旋門地鐵站的手扶梯上遭到襲擊。科斯托夫接近手扶梯的頂端時，後背突然感到一陣刺痛。他轉過身，看到一個提著公事包的男人。隔天，科斯托夫開始發燒，注射部位周圍腫脹。馬可夫死後，科斯托夫同意醫生從顆粒所在位置取下組織；結果發現那個顆粒含有蓖麻毒素。科斯托夫倖免於難，因為顆粒上的蠟塗層未能完全溶解，大部分蓖麻毒素仍留在顆粒內。蓖麻毒素的緩慢滲透，讓科斯托夫的身體有足夠的時間產生免疫反應，製造中和毒素的抗體。

3 Georgi Markov, *The Truth That Killed*. New York: Ticknor and Fields, 1984.

的化學親戚東莨菪鹼（hyoscine）毒殺妻子科拉（Cora）。克里彭於 1910 年在倫敦的彭頓維爾監獄（Pentonville Prison）被絞死。

5 洛維的夢境實驗故事很可能有些杜撰的成分，他聲稱在 1920 年復活節週末夢見青蛙心臟，然而他發表研究的期刊在當年復活節前一週就收到原稿。喜歡講故事的洛維或許是為了加強這個故事的戲劇效果，而有點加油添醋。儘管如此，這個故事還是流傳多年，一定會被神經科學家當成睡前故事說給孩子聽。

6 被驅逐出境的俄羅斯特務之一是，曼哈頓社交名媛、媒體名人、模特兒、外交官的女兒和間諜安娜．查普曼（Anna Chapman）。

Chapter 3 番木鱉鹼和蘭貝斯毒師

1 1896 年，醫學生倫納德．桑德爾（Leonard Sandall）服用一些番木鱉鹼提神，幫助他通過考試，他投稿醫學期刊《刺胳針》表示：

三年前，我正在（準備）考試，感到「油盡燈枯」，我服用十滴的番木鱉鹼溶液……。第二天，接近晚上，我覺得「面部肌肉」緊繃，嘴裡有一種特殊的金屬味。我感到非常不安和躁動，我渴望四處走動，做點什麼，而不只是坐著看書。我躺在床上，小腿肌肉開始僵硬並「抽搐」。我的腳趾開始上翹，當我移動或轉頭時，眼前不斷出現閃光，然後我就知道情況不妙了。（“An Overdose of Strychnine,” *The Lancet* 147 [1896]: 887.）

2 “The Mysterious Affair at Styles,” *Pharmaceutical Journal and Pharmacist* 57 (1923): 61. 事實上，克莉絲蒂是第一次世界大戰期間訓練有素且經過認證的藥劑師，在 1917 年通過藥劑師考試。

3 儘管番木鱉鹼長期保持著已知最苦物質的紀錄，但是這項惡名在 1955 年逐漸消失，當時漢堡大學（University of Hamburg）的弗里德海姆．科爾特（Friedhelm Korte），從龍膽物種裡分離出一種植物化學物質，他稱為龍膽苷（amarogentin）。即使濃度稀釋到五千八百萬分之一，還是能檢測到龍膽苷的苦味（意思是如果在奧運規格的游泳池裡滴一滴龍膽苷，你仍然能嘗到苦味），因此它大約比番木鱉鹼苦一千倍。

4 公開絞刑已在 1868 年被明定為違法，囚犯現在會在監獄圍牆內被處決。然而，當克里姆被架上腳手架時，聚集在紐蓋特監獄外的人群擠得水洩不通，吵嚷著要他死，一家報紙甚至寫道：「他恐怕是倫敦有史以來，圍觀的暴徒對他的處死沒有一絲同情，反而最感到迫不及待的一位罪犯。」根據劊子手詹姆斯．比林頓（James Billington）表示，在克里姆被絞死時，最後一句話是「我是開膛……。」儘管比林頓堅稱他絞死了開膛手傑克，但是開膛手作案期間，克里姆正在伊利諾州坐牢，這項事實反駁他的說法。由

5 1994 年諾貝爾經濟學獎得主、數學家約翰·納許（John Nash）患有思覺失調症，曾接受胰島素休克治療，2001 年的電影《美麗境界》（*A Beautiful Mind*）描寫他的人生故事和胰島素療法。

6 「我的假設是某種有害物質削弱了神經細胞的彈性和新陳代謝……透過用胰島素阻斷細胞來減少細胞的能量，即在細胞中引發輕微或較大規模的冬眠，將迫使細胞保存可運作的能量，儲存起來以用於強化細胞。」（M. Sakel, "The methodical use of hypoglycemia in the treatment of psychoses," reproduced in: *Am J Psychiatry* 151, supp. 6 [June 1994]: 240–247.）

7 英國醫學期刊《刺胳針》（*The Lancet*）曾發表一項隨機臨床對照試驗的結果，患者分為兩組，分別接受胰島素治療失去意識，或是接受巴比妥類藥物以誘導昏迷。兩組之間的結果沒有差異，因此科學家得出結論，無論昏迷的措施有任何可能的潛在臨床益處，發揮治療效果的都不是胰島素。

8 內政部是英國政府的部級部門，負責法律、秩序和警務等事務。

9 一名 59 歲的心臟外科醫生被謀殺，因為他的妻子用麻醉劑甲苄咪酯（etomidate）和勞丹辛（laudanosine，一種與箭毒相似的肌肉鬆弛劑），取代幫浦中的胰島素，導致患者停止呼吸。受害者的妻子是一位護理師，在附近一家醫院的復健室工作，很容易取得藥物。（B. Benedict, R. Keyes, and F. C. Sauls, *American Journal of Forensic Medicine and Pathology* 25 [2004]: 159–160.）

Chapter 2　阿托品和亞麗珊卓的奎寧水

1 在法國大革命期間，巴黎市民會戴紅帽子表達對大革命的支持。儘管看著法國貴族在斷頭臺被砍頭無疑是一種有趣的消遣，但人還是必須吃飯——一位熱心的廚師甚至建議革命者只吃紅色食物。當時番茄不受貴族歡迎，這讓它成為嗜血群眾的完美象徵。

2 最早提到阿托品的英語文獻之一是，中世紀英國植物學家約翰·傑拉德（John Gerard）的著作。傑拉德警告讀者致死夜蔭這種植物的危險性，將它稱為「昏睡」夜蔭，知道這種植物可能會致命。他寫道：「這種夜蔭（茄屬植物）會引人入睡眠……。它讓吃下的人沉睡不起，許多人在夢境中死亡。」

3 儘管最早發表純化阿托品的敘述的是蓋格和赫斯，但有一些證據表明，一位名叫海因里希·梅因（Heinrich Mein）的德國藥劑師，可能在兩年前的 1831 年就製造出阿托品。

4 馬可尼發明的無線電，最初的用途之一是追蹤逃到大西洋另一端的殺人凶手哈威·霍利·克里彭（Harvey Hawley Crippen）博士。克里彭不知道全世界都在關注他的逃亡路線，一登陸就被搭乘另一艘遠洋客輪跟蹤他的蘇格蘭警場警探逮捕。克里彭用阿托品

注釋

1 Gyles Brandreth, "How to commit the perfect murder," interview of Sir John Mortimer, *Telegraph* (London), December 18, 2001.

序

1 最惡名昭彰的托法娜仙液供應商是，西西里島一位名叫托法娜（Tofana）的女人。當時開始有聖水在市面上販售，之後她便以「聖尼可拉斯的甘露」（Manna of St. Nicholas）的名義出售這種藥水。雖然她銷售時稱此為化妝品，但是許多購買者似乎都用來下毒，並稱為托法娜仙液。據估計，約有 500 人因為使用此藥而死。那不勒斯總督最終禁止交易這種藥水，因為發現這種在他的管轄城市裡以拿坡里仙液（Aquetta di Napoli）名義銷售的毒藥非常危險，一杯酒中只要加六滴就能殺死飲用者。托法娜被逮捕，認罪後於 1709 年被勒死。托法娜仙液的配方沒有流傳下來也許是萬幸。

Chapter 1 胰島素和泡澡的巴洛太太

1 糖尿病有兩種主要類型：第一型的定義是身體無法製造胰島素；第二型的定義則是身體對胰島素有抗性，或胰島素產生不足。第一型糖尿病也被稱為胰島素依賴型糖尿病或青少年糖尿病，因為這種形式主要影響兒童、青少年和年輕人。

2 艾倫發表的所有科學文章都只不過是軼事集。艾倫的一位友人指出，他的原稿都是手寫的，出版商大多難以辨識內容，因此他不得不讓父親付錢給哈佛大學（Harvard University）才能順利出版。飢餓確實會降低糖尿病患者的血糖值，但是長期限制卡路里也有問題，最明顯的是餓死，艾倫和喬斯林委婉地稱為「營養不足」（inanition）。但喬斯林並非沒有同情心，他表示：「我們抱持著微薄的希望，想要發現新的治療方式，於是我們扎扎實實地讓孩子和成人挨餓。……為了讓一個孩子活下去而讓他挨餓並不有趣。」

3 胰島素是由弗雷德里克・班廷（Frederick Banting）和查理斯・貝斯特（Charles Best）發現的，但詹姆斯・科利普（James Collip）和約翰・麥克勞德（John Macleod）也參與最早的製造生產。不幸的是，發現胰島素的驚人事蹟因為科學界的嫉妒、激烈的商業競爭，甚至實驗室裡的拳打腳踢而蒙塵。儘管這四位科學家都參與胰島素的測試，但是只有班廷和麥克勞德因為胰島素的發現而獲得諾貝爾獎。班廷和科利普以一加幣的價格，將胰島素專利賣給多倫多大學（University of Toronto）。

4 雖然人體不能消化纖維，但它對幫助維持正常的腸道功能及預防腸道問題仍然很重要。乳牛和人類一樣，體內沒有分解纖維的酶，但在乳牛腸道中生長的特殊細菌能夠消化纖維。

◎ Fyfe, G. M., and B. W. Anderson. "Outbreak of Acute Arsenical Poisoning," *The Lancet* 242 (1943): 614–615.

◎ Goyer, R. A., and T. W. Clarkson. *Toxic Effects of Metals: The Basic Science of Poisons*. New York: McGraw-Hill, 2001.

◎ Livingston, J. D. *Arsenic and Clam Chowder: Murder in Gilded Age New York*. Albany: SUNY Press, 2010.

◎ Parascandola, J. *King of Poisons: A History of Arsenic*. Lincoln, NE: Potomac Books, 2012.

◎ Vahidnia, A., G. B. van der Voet, and F. A. de Wolf. "Arsenic Neuro toxicity—A review," *Human and Experimental Toxicology* 26 (2007): 823.

◎ Whorton, J. C. *The Arsenic Century: How Victorian Britain Was Poisoned at Home, Work, and Play*. New York: Oxford University Press, 2010.

11.氯

◎ Foxjohn, J. *Killer Nurse*. New York: Berkley Books, 2013.

◎ Hurst, A. *Medical Diseases of the War* (1916). Plano, TX: Wilding Press. 2009.

◎ Keegan, J. *The First World War*. New York: Vintage Books, 1999.

◎ Saenz v. State of Texas, court report, www.courtlistener.com/opinion/4269367/kimberly-clark-saenz-v-state/.

Pathology 4 (1934): 429.

◎ Hunter, D. *Diseases of Occupations*. London: Hodder & Stoughton, 1976.

◎ Kirk, R. L., and N. S. Stenouse. "Ability to Smell Solutions of Potassium Cyanide," *Nature* 171 (1953): 698–699.

◎ Ward, P. R. *Death by Cyanide: The Murder of Dr. Autumn Klein*. Lebanon, NH: University Press of New England, 2016.

8.鉀

◎ Anderson, A. J., and A. L. Harvey. "Effects of the Potassium Channel Blocking Dendrotoxins on Acetylcholine Release and Motor Nerve Terminal Activity," *Br. J. Pharmacol.* 93 (1988): 215.

◎ Ebadi, S., with A. Moaveni. *Iran Awakening*. New York: Random House, 2006.

◎ Koeppel, Dan. *Banana: The Fate of the Fruit that Changed the World*. New York: Plume, 2008.

◎ Manners, T. *Deadlier Than the Male*. London: Pan Books, 1995.

◎ Webb, E. *Angels of Death: Doctors and Nurses Who Kill*. Victoria, Australia: The Five Mile Press, 2019.

9.釙

◎ Brennan, M., and R. Cantrill. "Aminolevulinic Acid Is a Potent Agonist for GABA Autoreceptors," *Nature* 280 (1979): 514–515.

◎ Emsley, J. *Elements of Murder*. Oxford: Oxford University Press, 2005.

◎ ____. *Molecules of Murder*. Cambridge: Royal Society of Chemistry, 2008.

◎ Harding, L. *A Very Expensive Poison*. New York: Vintage Books, 2016.

◎ Owen, R. "The Litvinenko Inquiry" (2016). https://assets.publishing.service.gov.uk/government/uploads/system/uploads/attachment_data/file/493860/The-Litvinenko-Inquiry-H-C-695-web.pdf.

◎ Quinn, S. *Marie Curie: A Life*. Cambridge, MA: Perseus Books, 1995.

◎ Sixsmith, M. *The Litvinenko File*. London: Macmillan, 2007.

10.砷

◎ Blum, D. *The Poisoner's Handbook*. New York: Penguin Books, 2010.

◎ Cooper, G. *Poison Widows: A True Story of Witchcraft, Arsenic and Murder*. London: St. Martin's Press, 1999.

◎ Griffiths-Jones, A. J. *Prisoner 4374*. London: Macauley Publishers Ltd., 2017.

◎ Li, W-C, and P. R. Moult. "The Control of Locomotor Frequency by Excitation and Inhibition," *J. Neurosci.* 32 (2012): 6220–6230.

◎ Matthews, G. R. *America's First Olympics: The St. Louis Games of 1904*. Columbia: University of Missouri Press, 2005.

4.烏頭

◎ *American Medicine* 5, "Of Poisons and Poisonings," editorial comment (June 20, 1903): 977.

◎ Headland, F. W. "On Poisoning by the Root of Aconitum napellus," *The Lancet* 1 (1856): 340–343.

◎ Turnbull. A. *On the Medical Properties of the Natural Order Ranunculaceae: And More Particularly on the Uses of Sabadilla Seeds and Delphinium Staphisagria*. Philadelphia: Haswell, Barrington and Haswell 1838.

◎ Wells, D. A. "Poisoning by Aconite: A Second Review of the Trial of John Hendrickson Jr.," *Medical and Surgical Reporter (Philadelphia)* (1862): 110–118.

5.蓖麻毒素

◎ Ball, P. *Murder under the Microscope*. London: MacDonald, 1990.

◎ Markov, G. *The Truth That Killed*. London: Littlehampton Books, 1983.

◎ Schwarcz, J. *Let Them Eat Flax*. Toronto: ECW Press, 2005.

6.毛地黃

◎ Graeber, C. *The Good Nurse: A True Story of Medicine, Madness, and Murder*. New York: Hachette Book Group, 2013.

◎ Kwon, K. "Digitalis Toxicity," eMedicine, July 14, 2006; www.emedicine.com/ped/topic590.htm.

◎ Olsen, J. *Hastened to the Grave*. New York: St. Martin's Paperbacks, 1998.

◎ Withering, W. *An Account of the Foxglove and Some of Its Medicinal Uses*. London: G.G. and J. Robinson, 1785.

7.氰化物

◎ Christison, R. "On the Capture of Whales by Means of Poison," *Proc. Roy. Soc. Edin.* iv (1860): 270–271.

◎ Gettler, A. O., and A. V. St. George. "Cyanide Poisoning," *American Journal of Clinical*

Study," *The Lancet* 272, no. 6969 (1957): 607–611.
◎ Allen, F. "Studies Concerning Diabetes," *JAMA* 63 (1914): 939–943.
◎ Askill, J., and M. Sharpe. *Angel of Death*. London: Michael O'Mara Books, 1993.
◎ Bathhurst, M. E., and D. E. Price. "Regina v Kenneth Barlow," *Med. Leg. J.* 26 (1958): 58–71.
◎ Bliss, M. *The Discovery of Insulin.* Chicago: University of Chicago Press, 2007.
◎ Bourne, H. "The Insulin Myth," *The Lancet* 263 (1953): 48–49.
◎ Joslin, E. "The Diabetic," *Journal of the Canadian Medical Association* 48 (1943): 488–497.
◎ Marks, V., and C. Richmond. *Insulin Murders—True Life Cases*. London: Royal Society of Medicine Press, 2007.
◎ Parris, J. *Killer Nurse Beverly Allitt.* Scotts Valley, CA: CreateSpace Independent Publishing, 2017.
◎ Peterhoff, M., et al. "Inhibition of Insulin Secretion via Distinct Signaling Pathways in Alpha2-Adrenoceptor Knockout Mice," *Eur. J. Endocrinol.* 149 (2003): 343–350.

2.阿托品

◎ Carter, A. J. "Narcosis and Nightshade," *British Medical Journal* 313 (1996): 1630–1632.
◎ Christie, A. "The Thumb Mark of St. Peter," In *The Thirteen Problems*. Glasgow: Collins Crime Club, 1932.
◎ Harley, J. *The Old Vegetable Neurotics: Hemlock, Opium, Belladonna and Henbane*. Charleston, NC: Nabu Press, 2012.
◎ Holzman, R. S. "The Legacy of Atropos, the Fate Who Cut the Thread of Life," *Anesthesiology* 89 (1998): 241.
◎ Marcum, J. A. "'Soups' vs. 'Sparks': Alexander Forbes and the Synaptic Transmission Controversy," *Annals of Science* 63 (2006): 638.
◎ People vs. Buchanan, Court of Appeals of the State of New York, 145 N.Y.1 (1895).

3.番木鱉鹼

◎ Bates, S. *The Poisoner: The Life and Crimes of Victorian England's Most Notorious Doctor*. London: Duckworth Press, 2014.
◎ Buckingham, J. *Bitter Nemesis: The Intimate History of Strychnine*. Boca Raton, FL: CRC Press, 2008.
◎ Graves, R. *They Hanged My Saintly Billy: The Life and Death of Dr. William Palmer*. Garden City, NY: Doubleday, 1957.

精選參考書目

本書亦參考下列有趣的書籍與文章：

一般

◎ Blum, D. *The Poisoner's Handbook: Murder and the Birth of Forensic Medicine in Jazz Age New York*. New York: Penguin Books, 2010.

◎ Christison, R. A. *A Treatise on Poisons in Relation to Medical Jurisprudence, Physiology and the Practice of Physic*. Edinburgh: John Stark, 1829.

◎ Emsley, J. *The Elements of Murder.* Oxford: Oxford University Press, 2005.

◎ Evans, C. *The Casebook of Forensic Detection*. New York: John Wiley & Sons, 1996.

◎ Farrell, M. *Poisons and Poisoners: An Encyclopedia of Homicidal Poisons*. London: Bantam Books, 1994.

◎ Gerald, M. C. *The Poisonous Pen of Agatha Christie*. Austin: University of Texas Press, 1993.

◎ Glaister, J. *The Power of Poison*. London: Christopher Johnson, 1954.

◎ Harkup, K. *A Is for Arsenic: The Poisons of Agatha Christie*. New York: Bloomsbury, 2015.

◎ Herman, E. *The Royal Art of Poison: Filthy Palaces, Fatal Cosmetics, Deadly Medicine, and Murder Most Foul*. New York: St. Martin's Press, 2018.

◎ Holstege, C. P., et al. *Criminal Poisoning: Clinical and Forensic Perspectives*. Burlington, MA: Jones & Bartlett Learning, 2010.

◎ Johll, M. E. *Investigating Chemistry: A Forensic Science Perspective*. New York: Freeman and Co., 2007.

◎ Macinnis, P. *Poisons from Hemlock to Botox and the Killer Bean of Calabar*. New York: Arcade Publishing, 2004.

◎ Mann, J. Murder, *Magic and Medicine*. Oxford: Oxford University Press, 2000.

◎ McLaughlin, T. *The Coward's Weapon*. London: Robert Hales, 1980.

◎ Ottoboni, M. A. *The Dose Makes the Poison*. New York: Van Nostrand Reinhold, 1991.

◎ Reader, J. *Potato: A History of the Propitious Esculent*. New Haven: Yale University Press, 2009.

◎ Stevens, S. D., and A. Klarner. *Deadly Doses: A Writer's Guide to Poisons*. Cincinnati: Writer's Digest Books, 1990.

◎ Thompson, C. J. S. *Poisons and Poisoners*. London: Harold Shaylor, 1931.

◎ Trestrail, J. H. III. *Criminal Poisoning*. Totowa, NJ: Humana Press, 2007.

1.胰島素

◎ Ackner, B., A. Harris, and A. J. Oldham. "Insulin Treatment of Schizophrenia: A Controlled

國家圖書館出版品預行編目(CIP)資料

毒藥的滋味：11種致命分子與使用它們的凶手／尼爾・布萊伯瑞（Neil Bradbury）著；鍾沛君譯. -- 初版. -- 新北市：方舟文化，遠足文化事業股份有限公司，2024.07
288面；17×23公分. --（醫藥新知；29）
譯自：A taste for poison : eleven deadly molecules and the killers who used them
ISBN 978-626-7442-60-9（平裝）

1.CST：毒理學 2.CST：犯罪
418.8 113008456

醫藥新知 0029

毒藥的滋味

11種致命分子與使用它們的凶手

A Taste for Poison: Eleven Deadly Molecules and the Killers Who Used Them

作　　者　尼爾・布萊伯瑞（Neil Bradbury）
譯　　者　鍾沛君
選題策劃　邱昌昊
封面設計　江孟達工作室
內頁設計　Atelier Design Ours
內頁排版　菩薩蠻電腦科技有限公司
特約編輯　蘇淑君
主　　編　錢滿姿
行銷經理　許文薰
總 編 輯　林淑雯

出 版 者　方舟文化／遠足文化事業股份有限公司
發　　行　遠足文化事業股份有限公司（讀書共和國出版集團）
231 新北市新店區民權路 108-2 號 9 樓
電話：（02）2218-1417　　傳真：（02）8667-1851
劃撥帳號：19504465　　戶名：遠足文化事業股份有限公司
客服專線：0800-221-029　　E-MAIL：service@bookrep.com.tw
網　　站　www.bookrep.com.tw
印　　製　中原造像股份有限公司
法律顧問　華洋法律事務所　蘇文生律師

定　　價　420 元
初版一刷　2024 年 7 月
初版四刷　2025 年11月